SUPPLÉMENT AU LIVRE III
DES TRAVAUX DE RÉFORME
DANS LES SCIENCES MÉDICALES ET NATURELLES

(Avril 1879.)

LETTRE A MESSIEURS LES MEMBRES DE L'ACADÉMIE DE MÉDECINE DE PARIS ET DE L'ACADÉMIE DES SCIENCES DE MONTPELLIER, AU SUJET DE L'ENVOI A CES SOCIÉTÉS DU LIVRE III DES **Travaux de Réforme** (1).

MESSIEURS,

J'ai l'honneur de vous adresser, pour vous en faire hommage, le livre III de mes *Travaux de Réforme dans les Sciences médicales et naturelles,* dont vous avez reçu le premier livre.

Permettez-moi, messieurs, d'attirer de nouveau votre attention sur un travail dont les doctrines, pour la plupart adoptées sous les différentes formes du plagiat, apportent une très-grande transformation dans les sciences médicales de notre époque. Je désire vous le faire remarquer : ces doctrines, par la sûreté de leur marche, par leur extrême fécondité, contrastent d'une manière frappante avec les bizarres conceptions imaginées pour entraver leurs progrès.

En effet, afin de diminuer la confiance dans mes principes, d'en retarder ou d'en empêcher l'adoption, on avait inventé des animalcules extraordinaires qui auraient été capables de vivre sans respirer cet oxygène libre ou simplement condensé, partout nécessaire à la vie, non-seulement dans les animaux, mais encore dans les végétaux. Qu'arrive-t-il maintenant? D'un côté, des expérimentateurs très-intelligents et capables regardent certains de ces

---

(1) Pour le fond, cette lettre fut insérée dans la *Revue Médicale* de 1873, tome II, p. 490. La version actuelle est revue, corrigée et augmentée de quelques documents en général publiés dans le *Mouvement Médical* du 22 novembre 1873.

8.

corpuscules comme n'étant pas des animalcules, et cette opinion est celle qui paraît avoir les plus grandes probabilités ; d'autre côté, comme je l'ai fait remarquer dans mes *Travaux de Réforme,* livre III, **p.** 55, la propriété d'enlever au besoin d'une manière continue l'oxygène à d'autres matières organisées, propriété à la fois nécessaire à l'existence desdits animalcules et aux pouvoirs dont M. Pasteur les a doués (1), serait en opposition avec tout ce que nous enseigne la chimie, partant une propriété purement imaginaire qu'une raison éclairée ne permet pas d'admettre.

On le conçoit du reste, il importe fort peu à ma théorie que la putréfaction soit ou ne soit pas en corrélation avec des animalcules. Pour qu'elle conserve toute son importance, il suffit que restent vrais les principes suivants : les agents qui s'opposent à la putréfaction après la mort s'opposent essentiellement à l'action de l'oxygène sur les matières animales mortes ; ils doivent exercer une opposition analogue pendant la vie, et posséder sur l'économie vivante les propriétés qui résultent d'une telle opposition. Or, tandis que des faits sans nombre concourent à montrer l'exactitude de ces principes, on n'en cite point qui viennent les infirmer.

Dans le même but d'opposition, et malgré ce qui paraissait acquis à la science concernant l'action de l'oxygène sur les matières animales mortes, on avait dû présenter les expériences de M. Pasteur comme devant faire adopter la nouvelle manière de voir que voici : « *la combustion lente des matières organisées après la mort,* quoique réelle, *est à peine sensible* quand l'air est privé des organismes inférieurs. » La putréfaction, dès lors, ne saurait avoir pour cause un tel agent (2). Et contrairement à cette asser-

---

(1) Sur l'exposition et quelques réfutations des théories de M. Pasteur, voir *Comptes rendus* de l'Académie des sciences : pour 1861, tome LII, p. 346 ; pour 1863, tome LVI, pp. 734 et 1190 ; tome LVII, p. 625 ; *Revue Médicale* de 1873, tome I, p. 620 ; *Revue des Sciences médicales,* 1re année, tome I, pp. 260 et 431.

(2) M. Pasteur, *Comptes rendus* de l'Académie pour 1863, tome LVI, p. 748.

tion, si étrange pour celui qui connaît les faits anciens relatifs au sujet, on vient dire aujourd'hui : aux températures où s'effectue aisément la putréfaction, deux morceaux de muscle de bœuf nouvellement tué, de même poids, l'un intact, l'autre réduit en pâte très-fine, sont-ils placés dans des capacités égales remplies d'oxygène : il y a, *comme pendant la vie,* consommation de ce gaz et formation d'acide carbonique. De plus, suivant les saines doctrines de la chimie, les phénomènes de combustion offrent bien plus d'activité dans l'éprouvette où se trouve la chair divisée que dans l'autre éprouvette. (M. Becquerel, *Comptes rendus* pour 1869, p. 1040 (1).

Des faits analogues, antérieurement et postérieurement constatés par d'autres expérimentateurs, ont même tellement frappé les esprits qui ne connaissaient pas les faits anciens (2), que non-seulement il n'est plus question de rejeter dédaigneusement, avec MM. Magendie, Charles Robin, Claude Bernard, la théorie de la combustion respiratoire, mais que, tombant dans un nouvel excès, des physiologistes voudraient faire exercer sur les muscles, *à l'exclusion du sang,* les phénomènes de combustion nécessaires à la vie (3).

(1) Il est curieux de voir, dans mes *Travaux de Réforme,* livre I, p. 1, et livre III, p. 55, avec quelle exactitude s'y trouvent indiqués les résultats actuellement acceptés, dont il vient d'être question.

(2) Quantité d'expérimentateurs de notre époque ont le même travers ; souvent ils se bornent à reproduire des expériences faites longtemps avant eux, et malgré cela ils voudraient nous faire croire que la science commence avec eux. Les physiologistes instruits ne l'ignorent pas : Spallanzani avait parfaitement constaté qu'aux températures ordinaires, les muscles frais d'un mammifère ou d'un oiseau mort absorbent l'oxygène atmosphérique et le transforment en acide carbonique.

(3) Les chimistes le savent depuis longtemps, la combustion lente s'opère dans des conditions convenables, sur la fibrine par exemple, et sur plusieurs autres matières animales, tout aussi bien que sur la chair musculaire.

Maintenant qu'on a généralement cessé de nier l'attaque rapide des muscles et d'autres substances animales par l'oxygène de l'air aux températures et dans les conditions convenables: maintenant qu'en faisant absorber, au moyen d'une dissolution alcaline placée dans un tube, l'acide carbonique qui

Afin de pouvoir se présenter au public comme devant avoir au moins une part dans les résultats si remarqables auxquels conduit ma doctrine sur l'*art de neutraliser dans l'économie le pouvoir des substances nuisibles par une altération quelconque,* putride ou autre (1); sans craindre, en outre, de nuire aux progrès des sciences médicales, aux intérêts de l'humanité, en exagérant l'importance d'entreprendre, sans règle, de nouvelles et nombreuses recherches sur les substances les plus propres à la destruction d'animalcules très-divers et d'ordinaire hypothétiques, on avait voulu considérer ceux de la putréfaction comme les agents essentiels des désordres produits dans l'économie animale par les matières organisées en putréfaction ou très-disposées à la subir. Et voilà aussi le nouvel échafaudage croulant sous les coups d'expérimentateurs qui trouvent les vibrioniens pastoraux tout à fait impropres à la production des effets déterminés dans l'économie animale par les matières organisées plus ou moins

provient de la réaction, on rend manifeste aux yeux, par l'ascension de la liqueur alcaline, la quantité de combustion effectuée, pourquoi, si l'on veut réellement éclairer le public, ne fait-on pas une expérience analogue en substituant, aux matières animales fraiches, les matières préalablement conservées au moyen d'antiputrides par combinaison, mais molles encore comme si elles étaient fraiches? Restant alors à peu près stationnaire, la liqueur alcaline pourrait aussi manifester aux yeux la protection contre l'action de l'oxygène exercée par ces sortes de conservateurs. Du reste, pour celui qui ne veut pas s'aveugler lui-même, tout cela est bien secondaire. N'est-il pas de toute évidence qu'une substance ne pourrait pas se conserver à l'air ou dans des liqueurs qui le dissolvent, si, pendant chaque heure, par exemple, elle était notablement brûlée et consommée par l'oxygène de ce fluide?

Quant à l'idée de transporter dans les tissus, *à l'exclusion du sang,* les phénomènes de combustion nécessaires à la vie, les faits suivants montrent qu'elle a été émise. Il est dit dans une nouvelle physiologie, celle de Kuss : Chez les animaux vertébrés, le sang sert d'intermédiaire entre les tissus et les milieux respirables où s'opèrent les échanges, mais on ne peut pas dire que le sang respire pour les tissus : *il ne consomme pas d'oxygène, il ne produit pas d'acide carbonique,* il se charge seulement de ces deux gaz, pour apporter l'un aux tissus et les oxyder; pour emporter l'autre, le produit de la combustion (l'acide carbonique), et lui permettre de sortir de l'économie (p. 351).

(1) Voir *Revue Médicale* pour 1867, tome I, p. 12.

en voie d'altération putride, comme ils avaient paru impuis-
sants dans le cas des divers virus et des divers venins (1).

Tandis que les opinions qui m'ont été opposées se font ainsi
remarquer par leur étrangeté, par leur inconsistance, par leur sté-
rilité, on peut voir dans mes *Travaux de Réforme* (2) quels im-
menses résultats sont dus à mes doctrines.

S'agit-il des faits anciens, c'est par milliers qu'ils tendent à
confirmer ces doctrines, qu'elles les relient entre eux, qu'ils en
reçoivent des explications satisfaisantes, qu'ils peuvent être facilement prévus par leur intervention. Pour ne pas répéter ici ce
qu'on trouve à ce sujet dans l'ouvrage cité, je me bornerai aux
observations suivantes : adoptée sans citation par M. Gubler (3),
ma *Théorie sur les Anesthésiques* est professée, sans nom d'auteur,
à l'École de médecine de Paris, et se trouve exposée dans les
thèses de ceux des élèves de cette école qui tiennent à donner
une théorie rationelle de l'anesthésie.

Ma *Théorie sur l'art de neutraliser, dans l'économie vivante, le
pouvoir des substances organisées nuisibles par leur altération ou
par leur état de vie,* est de plus en plus confirmée par quantité
de faits nouveaux qui viennent s'ajouter aux faits anciens. A ce
sujet, chacun a pu remarquer, par exemple, les bons effets ob-
tenus, depuis un certain nombre d'années, au moyen des sulfites,
de l'acide phénique, de la kréosote, du sesquichlorure de fer, de
mercuriaux, d'arsenicaux, de composés de cuivre, de bichro-
mate de potasse, de chlorure d'aluminium, etc., par ces obser-

(1) Voir *Revue des sciences médicales* pour 1872-1873, tome I, p. 1032 et 1034.
Les expériences de M. Onimus l'ont, on le sait, porté à conclure :
1° Le virus de l'infection putride n'est point un ferment organisé appartenant à la famille des vibrioniens ;
2° Les organismes inférieurs n'ont par eux-mêmes aucune action toxique :
ils semblent être le résultat et non la cause des altérations putrides ;
3° Le virus de l'infection putride n'est point une substance dyalisable, ce
qui permet de le rapprocher des substances albuminoïdes. (*Revue Médicale*
du 15 mars 1873, tome I, p. 344.)
(2) Paris, chez J.-B. Baillière.
(3) Voir ses *Commentaires thérapeutiques du Codex,* p. 682.

vateurs et ces expérimentateurs qui profitent de la complaisance coupable des journalistes, et parfois des académies, pour exploiter dans leur intérêt particulier les doctrines des inventeurs.

Sans avoir été l'objet d'adoptions aussi nombreuses, ma *Théorie sur les causes des pouvoirs vomitif et purgatif,* qui, pour une multitude de cas, fait voir que l'emploi convenable de mes agents d'opposition à l'hématose peut, à la manière d'une opposition certaine, rapide et suffisante à cette fonction, exciter des évacuations alvines et des vomissements, n'est-elle pas incomparablement plus savante, plus philosophique, que cette doctrine de l'irritation, où le pouvoir irritant se trouve attribué aux substances suivant les besoins de l'explication, et le plus souvent sans explication réelle possible? Ne vient-elle pas relier de la manière la plus heureuse quantité de faits entre lesquels on ne pouvait apercevoir aucune relation? N'est-elle pas de nature à éclairer de la façon la plus satisfaisante sur l'apparition des effets purgatifs et vomitifs, dans nombre de cas où cette apparition ne pouvait être ni prévue ni comprise? N'est-elle pas, enfin, considérablement plus avantageuse que l'ancienne, par la facilité avec laquelle elle permet de prévoir à quels médicaments appartiennent les pouvoirs purgatif et vomitif?

Ma *Théorie sur les abortifs,* qui montre l'avortement produit par mes nombreux agents d'opposition forte et rapide à l'hématose, précisément comme par une opposition certaine, rapide et suffisante apportée par une voie quelconque à cette fonction, n'est-elle pas aussi très-rationnelle? Ne conduit-elle pas à remplacer souvent l'action des médicaments abortifs par une opposition mécanique rapide à la respiration, et à prévoir, outre les agents de leur classe maintenant signalés, une multitude de nouvelles circonstances abortives?

S'agit-il du *mode d'action général des médicaments et des poisons nouvellement introduits dans la matière médicale :* les confirmations ne sont, ce me semble, ni moins remarquables ni moins propres à satisfaire une raison éclairée que celles qui concernent les substances médicinales antérieurement connues. Qu'on en juge : parmi les agents nouveaux, il en est deux qui, depuis quelque temps, ont surtout attiré l'attention des praticiens : l'*essence d'eucalyptus globulus* et l'*hydrate de chloral*. Tous deux paraissaient être antiputrides, et pour tous deux ce pouvoir a fini par être reconnu. Antiputrides sans avoir besoin d'absorber l'eau, ils devaient, si leur énergie était convenable, si une astringence ou une causticité trop prononcée ne venait pas apporter des obstacles, ils devaient, dis-je, suivant mes doctrines, se montrer calmants, excitateurs de l'engraissement, de la sécrétion salivaire, de celle du foie, du développement de cet organe, anti-déperditeurs, fébrifuges, hyposthénisants, anesthésiques ou narcotiques, dilatateurs de la pupille, agents propres à exciter des évacuations alvines, des vomissements, emménagogues, abortifs, et finalement toxiques entraînant une mort qui offre les principaux caractères de l'asphyxie; Eh bien!

Pour l'*essence d'eucalyptus,* les praticiens ont déjà constaté les pouvoirs calmant, fébrifuge, modérateur de la température animale, de la circulation, de la respiration, emménagogue (1), toxique déterminant une mort précédée et accompagnée dès principaux caractères de l'asphyxie. (Voir soit les derniers

(1) L'essence d'eucalyptus, dit M. A. Bertherand, rédacteur de la *Gazette Médicale de l'Algérie,* favorise l'apparition des règles et des hémorrhoïdes. (Voir ce journal pour 1873, p. 135.)

D'après mes principes, les pouvoirs calmant, hyposthénisant, anesthésique, toxique, étant au nombre des manifestations d'un pouvoir antiputride très-prononcé, il est tout naturel de chercher à savoir si, quand ils se présentent à un point remarquable chez une substance, elle ne les doit pas à ce pouvoir. Une telle manière de raisonner me conduisit, dans le temps, à découvrir les propriétés antiputrides des divers éthers, du chloroforme, etc. (Voir mes *Travaux de réforme,* livre II, page 214.) Elle m'a fait, dès le principe, engager le docteur Boucard (de la rue Hauteville) à voir si l'hydrate de chloral n'était pas, lui aussi, un antiputride ; elle est probablement celle qui a dirigé les expérimentateurs pour leur faire chercher et découvrir ce pouvoir. Sans mes doctrines, en effet, la science était privée de toute théorie propre à diriger vers une telle recherche.

Annuaires de M. Bouchardat, soit la *Thèse de M. Jules Campion,* Paris, 1872.)

Pour l'*hydrate de chloral,* probablement antiputride plus énergique, on a été plus loin : on a constaté les pouvoirs calmant, dilatateur de la pupille, vomitif, modérateur de la température animale, de la circulation, de la respiration, abortif, anesthésique ou narcotique et toxique déterminant aussi une mort accompagnée des principaux caractères de l'asphyxie. (Voir les *Annuaires* de M. Bouchardat ou la plupart des journaux de médecine.)

Le *chlorhydrate de chaux* (chlorure de calcium) est un bon conservateur, bien connu depuis longtemps : il devait, en conséquence, avoir un pouvoir toxique prononcé ; un tel pouvoir vient en effet de lui être reconnu. Et si l'expérimentateur (M. Rabuteau) s'est plu à témoigner de l'étonnement au sujet de l'intensité de ce pouvoir, c'est, on le voit assez, pour avoir l'air de n'être pas dirigé par mon principe, quand, au contraire, il venait seulement, une fois de plus, d'en constater la grande valeur (1).

Quoi qu'il en soit, pour cet agent comme pour les autres antiputrides, mes doctrines faisant prévoir quelles doivent être celles des propriétés intermédiaires, entre les pouvoirs antiputride et toxique, qui n'ont pas encore été constatées, et ces doctrines étant au fond celles qui dirigent la plupart des expérimentateurs parisiens, les lacunes, on peut le croire, ne tarderont pas à être comblées. Sans doute aussi l'on ne manquera pas de vouloir, suivant l'usage, présenter ces nouvelles confirmations comme des découvertes auxquelles personne ne pouvait s'attendre ; ayant exigé de leurs savants auteurs une sagacité extraordinaire ; méritant, par suite, de grandes récompenses académiques et des

(1) Avant de causer la mort, le chlorhydrate de chaux ralentit les mouvements du cœur proportionnellement à la dose employée, et finit par déterminer l'arrêt subit de cet organe. (*Comptes rendus de l'Académie des sciences,* tome LXXIV, p. 340.)

places qui devraient être réservées pour les véritables **hommes de talent**, au lieu d'être distribuées aux thuriféraires des médiocrités puissantes.

Afin de mettre davantage en position d'apprécier le degré de valeur des nouvelles doctrines, tout en concourant aux progrès de la matière médicale, de la thérapeutique et de la toxicologie, j'ajouterai quelques nouveaux sujets d'études.

L'*essence d'ail* ou sulfure d'allyle jouit de propriétés antiputrides et antifermentescibles très-accentuées ; elle a manifesté les pouvoirs diurétique très-prononcé, excitateur d'évacuations alvines, anthelmintique et toxique. Les autres pouvoirs viennent-ils confirmer ou infirmer ?

Dues à l'essence qu'il peut fournir, les propriétés médicinales de l'ail donnent à ce sujet des indications. Celse et plusieurs praticiens distingués disent avoir employé avec avantage l'ail à l'intérieur dans les fièvres intermittentes ; aux Indes orientales, il est d'un usage vulgaire dans leur traitement : voilà pour le pouvoir fébrifuge. Le scorbut, on le sait, offre dans les fluides et dans les solides une altération marquée qui les rapproche plus ou moins de l'état putride ; la plupart des champignons peuvent être considérés comme devant leur pouvoir toxique à une trop facile altérabilité. Et, conformément à ma théorie sur l'art de neutraliser dans l'économie le pouvoir des substances nuisibles soit par leur altération, soit par leur état de vie, l'ail a été trouvé très-utile pour guérir et prévenir le scorbut (le célèbre Lind) ; il a été regardé comme un antidote dans l'empoisonnement par la plupart des champignons vénéneux (Ambroise Paré) ; de plus, son emploi pour neutraliser l'influence d'un air chargé de miasmes a été longtemps vulgaire. (Arnault de Villeneuve.)

On a moins étudié l'*huile essentielle de moutarde noire* ou sulfocyanure d'allyle, aussi énergiquement antiputride et antifermentescible ; mais, pour elle, les deux extrémités de la chaîne des corrélations du pouvoir antiputride étant trouvées, on peut, si ma théorie est vraie, se procurer le plaisir de constater l'existence des anneaux intermédiaires. En attendant, voici ce que je puis offrir : on s'accorde généralement pour regarder l'huile volatile des feuilles de cochléaria officinal et celle de raifort sauvage comme identiques avec l'essence sulfurée des graines de moutarde noire. Les propriétés médicinales qui auraient été constatées au sujet des premières pourraient donc aider à faire l'histoire de la dernière. Par suite, on doit accorder à celle-ci le pouvoir antiscorbutique (1). Ce n'est pas tout : les huiles sulfurées donnant aux plantes qui peuvent les fournir les pouvoirs diurétique et fébrifuge, ex. : l'ail (allium sativum), la bourse à berger (thlaspi bursa pastoris), l'alliaire (alliaria officinalis), la grande capucine (tropœolum majus), n'est-il pas rationel d'attribuer aussi ces pouvoirs à l'essence de moutarde noire? Or, ils sont précisément de ceux qui lui sont attribués par ma théorie.

J'ai constaté il y a longtemps (en 1865) le pouvoir antiputride de l'*aniline*, qui, en outre, exerce sur l'albumine un pouvoir coagulant très-intense. On aurait là encore soit un bon nombre de corrélations à découvrir, soit matière à des réfutations. Conformément à mes principes, l'aniline est un poison violent. Parmi les symptômes précurseurs, on avait reconnu, il y a quelques années, la diminution de sensibilité, l'état paralytique des extrémités. L'absorption de cette substance à la suite de son emploi extérieur sur un psoriasis vient de faire constater des vomissements, de la cyanose, de l'algidité cholériforme avec perte de connaissance. N'est-on pas en bonne voie (2)?

(1) Les meilleurs antiscorbutiques paraissent devoir leur pouvoir à la formation d'une essence sulfurée fortement antiputride. Ne serait-il pas souvent rationel, quand les aliments des vaisseaux commencent à être avariés, d'employer ces essences pour préparer des boissons antiscorbutiques ? Dans les autres cas, on se contenterait d'enrichir l'hématose en buvant de l'eau plus ou moins chargée de bioxyde d'hydrogène, et d'observer les mesures d'hygiène connues.

(2) *Les composés de thallium*, du moins le sulfate et l'azotate, ont une saveur faible ; leur pouvoir toxique et leurs autres propriétés connues concourent à les présenter comme antiputrides : pourquoi ne pas voir si l'indication est vraie et si les propriétés physiologiques et thérapeutiques encore incon-

On savait que la <u>nitro-benzine</u>, dont j'avais constaté les pouvoirs antiputride, antifermentescible, anesthésique, toxique, est propre à jouer le rôle de calmant dans les névroses. (Voir mes *Travaux de Réforme*, livre I, p. 39). L'imprudence d'un individu qui l'avait employée avec trop de hardiesse en frictions contre la gale vient tout à coup d'enrichir l'histoire de ses corrélations. La substance fut absorbée, la face, les mains, etc., devinrent violettes, le pouls baissa successivement à 82, à 67, à 60 ; une saignée montra le sang noir, mais devenant vermeil au contact de l'air ; des vomissements d'un rouge vineux, puis jaunes, puis noirs, se produisirent ; l'haleine et la peau du malade exhalaient l'odeur de la benzine. Il guérit et fut délivré de sa gale. (*Union Médicale* de 1874.)

Enfin, la *fuchsine,* dont on a récemment constaté le grand pouvoir anti-putride, et qui ne semble pas encore avoir été l'objet d'études concernant ses propriétés sur l'économie vivante, vient tout à propos se prêter à la recherche de la série entière des corrélations du pouvoir antiputride.

Maintenant deux observations générales :

1° Il est beaucoup question aujourd'hui de poisons musculaires : ils détruisent la contractilité des muscles, ils causent souvent la mort par arrêt du cœur, ils sont nombreux ; mais, à l'ordinaire, on ne donne aucun moyen de prévoir quels ils sont. Or, quelle est la condition essentielle pour que la contractilité vitale s'exerce dans les muscles ? c'est au fond l'existence de phénomènes de combustion lente. Puis donc qu'une telle combustion s'opère en eux d'une façon remarquable pendant la vie, les agens qui, par suite de combinaison, par exemple, protégent les matières animales contre cette combustion, ne peuvent-ils pas être tout naturellement des poisons musculaires, tant par l'effet direct que par l'action sur le sang et par le défaut d'excitation nerveuse qui en résulte ? Vous comprenez alors pourquoi les

nues sont bien celles qui, d'après mes doctrines, doivent accompagner un tel pouvoir ?

composés solubles des métaux proprement dits ou des métaux lourds, ayant en général pour caractère commun d'être fortement antiputrides par combinaison, se trouvent par cela même rangés dans cette classe de poisons et il vous serait facile de l'étendre davantage. Il y a plus : tant par le défaut d'excitation cérébrale, qui déjà trouble et affaiblit les contractions du cœur, que parce que cet organe est celui de tous les muscles qui reçoit dans un temps donné la plus grande masse de sang empoisonné, c'est-à-dire de sang ayant perdu son pouvoir excitateur normal, vous comprenez facilement aussi pourquoi, chez les animaux supérieurs, le cœur est d'ordinaire celui des organes qui cesse le premier de fonctionner, et par suite celui qui entraîne la mort générale (1).

2° Quand des centaines d'antiputrides antérieurement connus se comportent, après la mort et pendant la vie, comme ayant les nombreuses corrélations qui manifestent une opposition plus ou moins forte à la combustion lente des matières animales ; quand les nouveaux anti-putrides dont on fait la découverte ne manquent point de présenter les mêmes corrélations ; quand il a été jusqu'ici impossible de trouver un seul anti-putride énergique ne possédant pas celles qui sont réellement essentielles; quand, dès lors, on paraît avoir ainsi le principe le plus important et le plus fécond de la matière médicale et de la toxicologie, qu'on me permette de demander ce qu'on attend encore pour cesser enfin d'en priver la science, la pratique et l'enseignement?

Je souhaite vivement, Messieurs, que ces observations et celles

---

(1) La considération de la masse du sang privée de son pouvoir excitateur normal qui agit sur le cœur n'était pas dans ma lettre quand je l'adressai à l'Académie de médecine, mais elle résulte de l'ensemble de mes théories; je déclare qu'elle était dans mon esprit, qu'elle me frappa avec une évidence croissante; que bientôt je regrettai vivement d'avoir, en ne la donnant pas d'abord, cédé à l'influence des nouvelles doctrines sur le siége des combustions respiratoires; qu'enfin je me serais alors empressé de l'ajouter si une presse plus libérale avait mis à ma disposition un journal voulant donner une nouvelle édition de ma lettre.

qui naîtront dans votre esprit, si vous voulez bien faire sérieusement examiner ce troisième livre des *Réformes,* vous portent à regarder avec moi le pouvoir antiputride bien marqué, ou d'opposition aux phénomènes de combustion nécessaires à l'activité, comme une propriété fondamentale engendrant la plupart des propriétés médicinales et toxiques des agents qui la possèdent, permettant de les prévoir et dirigeant dans l'art de les faire manifester.

J'ai l'honneur, Messieurs, de vous offrir l'expression de mes sentiments les plus distingués.

ÉDOUARD ROBIN.

LETTRE ADRESSÉE A MONSIEUR LE DOCTEUR SALES-GIRONS, EN AVRIL 1874, AU SUJET DE LA DISCUSSION A LAQUELLE LES IDÉES DE M. PASTEUR, SUR LA PUTRÉFACTION, AVAIENT DONNÉ LIEU DEVANT L'ACADÉMIE DE MÉDECINE (1).

CHER MONSIEUR,

Comme on peut le voir par ce qui est écrit au sujet des théories de la putréfaction dans mes *Travaux de Réforme* (livre Ier, pp. 4 et suivantes; livre II, p. 55), M. Pasteur, considéré par le savant convenablement instruit sur ces matières, devient un homme qui, sans avoir connaissance des faits les plus essentiels relatifs au sujet, est venu, dans des intérêts étrangers à la vraie science, leur assigner une cause extraordinaire, probablement impossible en elle-même; a manifesté la prétention de l'imposer à la science; a obtenu dans ce but le concours de fonctionnaires rendus puissants par leurs titres et leurs places, mais aussi étrangers que lui-

____

(1) La publication de cette note parut n'être pas agréable à M. Sales-Girons et je n'insistai pas.

même à une étude sérieuse des phénomènes à expliquer. La cause singulière qui lui est due ne vient pas faire comprendre, faire prévoir, les principaux phénomènes de la fermentation putride, leur donner une fécondité puissante ; elle vient empêcher de les comprendre, de les prévoir, les rendre stériles et entraver l'adoption d'une théorie rationnelle offrant des applications d'une si grande importance qu'elles apporteraient à la thérapeutique et à la toxicologie l'une de leurs plus grandes transformations.

Il prétendait donc, M. Pasteur, que la putréfaction était due à des animalcules de sa création, dont les germes innombrables se trouveraient dans l'air; qui vivraient sans oxygène libre ou simplement condensé ; pour lesquels ce gaz libre serait même un poison ; mais qui, néanmoins, se trouveraient pêle-mêle avec d'autres auxquels il est nécessaire.

Ces animalcules extraordinaires seraient, d'après lui, tellement avides d'oxygène qu'ils respireraient en enlevant celui qui fait partie constituante des matières organisées, par suite en décomposant ces matières et entraînant ainsi leur altération putride. Toutefois, malgré cette avidité si prononcée, ils ne pourraient pas s'enlever de l'oxygène les uns aux autres et se décomposer mutuellement. Leur affinité pour ce gaz combiné serait dès lors toute spéciale : elle s'exercerait uniquement sur l'oxygène des matières organisées différentes de celle qui les constitue eux-mêmes, ce qui conduit à supposer pour ces animalcules une composition exceptionnelle. Et ce n'est pas tout : avides d'oxygène au point qui vient d'être indiqué, plus avides sans doute lorsque, à l'état de germes, ils sont bien plus ténus, car l'état de division favorise les réactions chimiques, ils pourraient alors rester dans l'atmosphère sans être détruits par l'oxygène libre qui s'y trouve, ou du moins ils pourraient y rester toujours en quantités innombrables, de façon à être partout présents, et à la surface de la terre, et dans le sol, et dans les eaux, et dans nombre d'autres liquides, tout exprès pour y déterminer la putréfaction *quand l'oxygène le permet*, et rester inertes *quand il doit être inactif*. Ainsi

leur existence serait un mystère ; leur présence partout un mystère ; les conditions de leur puissance et de leur impuissance un
mystère ; un mystère aussi serait leur action décomposante
susceptible d'être exercée uniquement sur les êtres organisés
différents d'eux-mêmes, et, d'après ce que nous allons voir, souvent un profond mystère régnerait encore sur la possibilité de
leur arrivée au contact des matières dont la putréfaction leur est
attribuée.

En effet, cent fois l'impossibilité de conserver par des enduits
les matières organisées d'un volume un peu considérable ; toujours, à *l'état normal* et à l'exception du sang et du tube intestinal, l'apparition première de la putréfaction précisément dans les
parties de l'organisme qui, au lieu d'être les plus exposées à
l'action d'animalcules venant de l'extérieur, sont au contraire
situées dans les parties profondes les mieux préservées contre
cette action, avaient manifesté pour l'altération putride une
cause ne pouvant venir de l'extérieur après la mort, mais accom-
pagnant chaque portion de l'être. Toujours encore la préférence
avec laquelle se déclare la putréfaction dans les divers organes et
dans les êtres organisés à de certains états, ont montré sous différentes formes, dans sa production, l'influence de l'oxygène ; celle
de la nature des parties, de leur relâchement et de leur altération
déterminés par l'état antérieur à la mort ; celle aussi de l'abondance et du mélange des fluides dans un même point ; tandis
qu'elles repoussaient l'intervention nécessaire d'une cause venant
de l'extérieur quand avait cessé la vie. (Voir mes *Travaux de
Réforme*, livre Ier, p. 2.)

Que devait-il donc arriver lorsque les assertions étranges de
M. Pasteur, ne restant plus dans le milieu académique qui leur a
donné naissance, qui a concouru et concourt ardemment à les
répandre, sans s'occuper de la question de savoir si elles sont
vraies ou fausses, utiles ou nuisibles au progrès, se présenteraient
à la discussion devant une société scientifique contenant des
hommes ayant observé les phénomènes de la putréfaction ? Elles

devaient s'y trouver écrasées sous le poids des impossibilités. C'est en effet ce qui paraît avoir eu lieu devant l'Académie de médecine de Paris, bien que, pour faire triompher la vérité, deux membres seulement, deux membres dont il faudrait conserver les noms, MM. Colin et Devergie, aient eu le courage d'exposer leurs moyens d'opposition et usé d'extrêmes ménagements pour dire finalement à M. Pasteur : Nous sommes, Monsieur, pleins de bon vouloir à votre égard, mais enfin la crédulité a ses bornes, la science a ses faits qu'on ne saurait réduire à rien, et il est impossible de trouver sérieuses des assertions devant lesquelles s'élèvent en foule les impossibilités les plus significatives.

Cette défaite publique de M. Pasteur, étant de grande importance pour mes doctrines, à la non-adoption desquelles sa théorie fournissait des prétextes, et qu'elle interdisait pour ainsi dire aux fonctionnaires subordonnés ; l'un des auxiliaires de l'auteur, M. Gubler, ayant d'ailleurs voulu récemment atténuer dans votre journal (numéro du 25 mars 1874, p. 650) l'effet qu'elle a produit devant l'Académie comme dans la presse, et faire croire à l'existence de motifs de défense qui, en réalité, n'ont pu être trouvés, je viens vous demander, cher Monsieur, à faire ressortir la valeur des arguments qu'on s'est montré incapable de réfuter, à donner au besoin plus d'exactitude aux motifs dont le développement et la précision laissent à désirer.

Parmi les nombreuses objections qui pouvaient être faites et dont la majeure partie est brièvement rappelée plus haut, on s'est borné à présenter les suivantes :

Si la putréfaction est due à des animalcules apportés par l'air extérieur *après la mort*, elle doit commencer par l'extérieur des parties, et c'est justement par l'intérieur, au contact des os, qu'on la voit habituellement commencer (1).

---

(1) A ce sujet, voici le texte de M. Pasteur :

« Considérons à présent la putréfaction *des substances solides.*

» J'ai prouvé récemment que *le corps des animaux est fermé*, dans les cas ordinaires, *à l'introduction des germes des êtres inférieurs* ; par conséquen

Cette observation, dont il a été fait honneur à un des membres, M. Gosselin, sans doute, parce que nos académies veulent avoir tout découvert, est celle qui, depuis longtemps, est due aux bouchers et aux cuisinières. Elle n'est pas vraie d'une manière absolue, elle est vraie seulement en ce qui concerne les chairs saines gardées dans les boucheries, c'est-à-dire les chairs saines qui restent quand les animaux ont été saignés et qu'ont été enlevés le tube intestinal et quelques autres organes. Elle a été consignée dans plusieurs ouvrages sous la forme suivante : chez les bouchers, les parties des viandes les premières atteintes par la putréfaction sont celles qui environnent les os, surtout là où se trouvent du tissu adipeux et des ganglions lymphatiques, appelés par eux des noix. (Voir, par exemple, les *Mémoires de la Société centrale d'agriculture* pour 1852, deuxième partie, p. 596 (1).

A cette objection, qu'a répondu M. Pasteur? Rien. Seulement l'un des auxiliaires, M. Lefort, avait dit : Si la putréfaction s'opère de préférence au contact des os, c'est que, ayant besoin

la putréfaction s'établira d'abord à la surface, puis elle gagnera peu à peu l'intérieur de la masse solide.

» En ce qui concerne un animal entier abandonné après la mort, soit au contact de l'air, soit à l'abri de l'air, toute la surface du corps est couverte de poussières que l'air charrie, c'est-à-dire de germes d'organismes inférieurs. Son canal intestinal, là surtout où se forment les matières fécales, est rempli, non plus seulement de germes, mais de vibrions tout développés que Lœvenhoek avait déjà aperçus ; ces vibrions ont une grande avance sur les germes de la surface du corps. Ils sont à l'état d'individus adultes, *privés d'air*, baignés de liquides, en voie de multiplication et de fonctionnement. C'est par eux que commencera la putréfaction du corps, qui n'a été préservé jusque-là que par la vie et la nutrition des organes. » (*Comptes rendus de l'Académie* pour 1863, tome LVI, p. 1193.)

(1) Plus anciennement, dans le *Bulletin de pharmacie* pour 1809, tome I, p. 406, Parmentier avait écrit : « Un moyen certain d'améliorer l'art de saler les viandes, que j'ai proposé au département de la marine il y a vingt-cinq ans, c'est de les désosser, parce que d'abord les os ne prennent pas le sel, et qu'ensuite les chairs qui les recouvrent immédiatement sont précisément celles qui, comme plus animalisées, se gâtent avec le plus de facilité. » Dans la *Maison rustique du XIXe siècle* (tome III, p. 178), après avoir cité le texte précédent, on ajoute : « La moelle des os passe facilement à l'état de putréfaction et entraîne l'altération de toutes les salaisons environnantes. »

pour vivre soit du phosphate de chaux incrustant ces organes, soit d'éléments qui entrent dans sa composition, les animalcules qui la déterminent pullulent près des os, où ils trouvent en abondance, et auxquels ils enlèvent la matière inorganique nécessaire à leur vie, de même que, pour satisfaire les besoins de leur respiration, ils enlèvent l'oxygène qui fait partie constituante des substances organisées. (*Revue médicale* de 1874, tome I, p. 284).

Ne seraient-ils pas très-heureux, ces animalcules pastoraux, auxquels il suffirait d'éprouver des besoins pour se trouver en état de prendre, sans qu'on puisse dire comment, ce qui peut les satisfaire ! Quoi qu'il en soit, la nouvelle idée a été trouvée si belle qu'elle a de suite reçu une application. On est venu dire : Vous ne saviez point, ou vous ne saviez pas d'une manière convenable, pourquoi d'ordinaire la chair de poisson se putréfie plus promptement que celle des mammifères et des oiseaux; le savant M. Lefort a découvert la vraie cause : le fait incompris est dû à la richesse en phosphate de chaux bien plus grande dans la chair des premiers. Malheureusement pour le nouveau théoricien on avait oublié de faire attention à ceci : la chair des veaux de boucherie, moins riche en phosphate de chaux que celle de la vache et du bœuf, est néanmoins plus promptement putréfiable. Il en est de même de celle des mammifères jeunes comparée à celle des adultes. Le tissu des cartilages, bien plus abondant en phosphate de chaux que celui des muscles, est cependant considérablement moins putréfiable, etc., etc. On n'a pas songé non plus à voir si, quand les préparateurs anatomistes font macérer des chairs pour obtenir des squelettes, les os restent corrodés à la suite de la putréfaction générale produite autour d'eux. On n'a pas consulté la science pour voir si on n'y trouverait pas des faits comme celui-ci : les charbons de varechs désinfectent et *conservent* le sang, les chairs, les diverses matières animales, *le tout* préalablement *additionné de phosphate de chaux* : c'est un moyen journellement mis en usage pour obtenir d'excellents engrais. Il en serait par conséquent de cette théorie comme de l'autre : pour un fait qui *semble* expliqué, il en est mille qui ne le sont pas. Ce qui revient à dire : l'assertion a fort bien les caractères d'une assertion erronée.

Un professeur de l'école d'Alfort, qui se fait remarquer par sa franchise, son habileté, son amour pour la science et la vérité, M. Colin, a dit à M. Pasteur : Si la putréfaction est due à des animalcules provenant de l'air extérieur après la mort, comment peut-elle se développer dans le cerveau, organe que son épaisse boîte osseuse défend si bien contre l'accès de l'air après la mort? Les animalcules arrivent par les vaisseaux, répondent vivement les associés pastoraux, au nombre desquels se fait remarquer M. Gubler! Il n'y a plus de circulation, riposte M. Colin : des caillots s'opposent à la communication. Et d'ailleurs, comment les animalcules arriveraient-ils aux vaisseaux quand les tissus sont intacts? Alors naît une idée lumineuse dans l'esprit des défenseurs pastoraux : l'altération du cerveau dont il est question n'est pas une véritable putréfaction, sont-ils venus dire : on a pris pour telle ce ramollissement, cette espèce de gangrène sénile qui peut se montrer même pendant la vie. M. Colin a beau répondre : Je dois probablement savoir distinguer la putréfaction d'avec le ramollissement cérébral; tous les jours on voit le cerveau et la moelle épinière se putréfier sur les cadavres, et l'on n'aperçoit pas d'où viendraient les germes extérieurs, alors que tous les téguments sont intacts; les attaqués n'en persistent pas moins à vouloir faire regarder l'altération du cerveau après la mort comme un simple ramollissement. La science, dit l'un, n'offre aucun fait qui autorise l'admission, après la mort, d'une putréfaction réelle du cerveau, tandis que rien n'est plus fréquent que de rencontrer dans les différents organes des ramollissements divers. (*Revue médicale* de 1874, tome I, pp. 308 et 342.) La véritable putréfaction, dit un autre, M. Gubler, ne s'empare pas du cerveau : il peut seulement y avoir gangrène centrale, ramollissement blanc. (*Revue médicale* de 1874, tome I, p. 285.)

Ce qui est extrêmement curieux et parfaitement de nature à éclairer le public, c'est que l'auteur de la dernière affirmation, ayant postérieurement donné aux journaux une note destinée à pallier l'effet de la discussion où M. Pasteur a été si complétement battu, a prétendu, dans cette note, avoir bien établi le fait du ramollissement cérébral à l'exclusion de la putréfaction. « **La** prétendue putréfaction cérébrale, s'écrie-t-il d'un air triomphant, n'est, *comme nous l'avons* ÉTABLI séance tenante, M. Chauffard et moi, qu'une perte de cohésion, un ramollissement consécutif à la névrose du tissu cérébral. » (*Revue médicale* de 1874, tome I, p. 651.)

Qu'on me permette de faire remarquer la singulière manière de raisonner employée ici par M. Gubler : dans une première séance il avance, sans donner la moindre preuve, que la putréfaction du cerveau, objectée par M. Colin, doit être un simple ramollissement. Puis, revenant plus tard sur la question, il profite de ce qu'il l'avait abordée antérieurement pour venir affirmer qu'il avait alors parfaitement *établi* le fait de concert avec un ami!

Laissons un instant cette discussion où, comme on le voit assez, les défenseurs de l'assertion pastorale, complétement mis *à quia,* sont réduits à chercher les moyens d'en imposer au public pour lui faire supposer des motifs de défense qu'ils ne possèdent pas, et consultons un homme sérieux, instruit, venant raconter avec sincérité ce qu'il a réellement vu. Cet homme est l'illustre Bichat.

On lit dans son *Anatomie générale* (p. 263, tome I, édition de 1821) : « *La substance cérébrale et celle de la moelle* se putréfient avec une extrême facilité quand on les soumet à l'action réunie de l'air et de l'eau ; elles prennent alors une couleur verdâtre, et cependant acquièrent de l'acidité et rougissent le papier bleu : ce sont même, je crois, parmi les substances animales, celles qui présentent le plus vite ce phénomène.

» *La substance médullaire nerveuse* paraît au contraire résister beaucoup plus à la pourriture : les nerfs sont même une des parties de l'économie les moins putréfiables. Pendant la vie, on les trouve souvent intacts dans un membre gangrené, au milieu d'un dépôt, etc. Sur le cadavre qui se pourrit, ils gardent leur blancheur et leur consistance, au milieu de la noirceur et du ramollissement généraux. J'ai observé que l'eau de la macération du système nerveux donne très-peu d'odeur, tandis que celle du cerveau est fétide. Ces phénomènes n'auraient pas lieu évidemment si la substance médullaire du nerf était aussi putréfiable que celle du cerveau.

» Il est manifeste que c'est spécialement au névrilème (c'est-à-dire à leur enveloppe) que les nerfs doivent cette espèce d'incorruptibilité ; car j'ai observé que l'optique, où la substance médullaire prédomine, que l'olfactif et l'auditif, qui en paraissent tout formés, se pourrissent plus facilement que les autres.

» J'ai observé aussi constamment que, *tandis que la substance blanche de moelle épinière se pourrit, son enveloppe reste intacte.* »

Ailleurs, Bichat dit : Le névrilème, cette membrane qui forme à chaque filet nerveux un canal contenant la moelle dans son intérieur, résiste longtemps à la macération. L'immersion dans l'eau à la température des caves le rend même d'abord plus dur, plus résistant, et cet état dure de un mois et demi à deux mois. Ce n'est qu'au bout de ce temps, et souvent au-delà, que son tissu se ramollit peu à peu, et, comme les autres tissus macérés, finit par se transformer en une sorte de bouillie. Il n'a pas répété l'expérience pendant une température très-chaude, mais elle lui a toujours réussi aux températures de l'hiver et du printemps. (*Anatomie générale,* tome I, p. 260).

On le voit par ce qui a lieu pour la matière blanche de la moelle épinière et pour le cerveau, les masses assez grandes pour s'échauffer dans les réactions chimiques et ne pas se dessécher trop facilement, peuvent se putréfier, même quand elles sont protégées contre l'action des agents qui pourraient venir de l'air extérieur après la mort.

Bichat ne s'étant pas mis en garde contre les germes susceptibles d'être apportés du dehors, les autres faits laissent à désirer au point de vue des opinions de M. Pasteur. Pour trouver plus facilement la putréfaction dans les circonstances où le cerveau serait bien défendu contre l'accès de l'air extérieur, il faudrait, je crois, considérer particulièrement les cas de mort survenus à la suite de maladies putrides, d'apoplexie, de congestion ou d'inflammation de cet organe, circonstances où la putréfaction serait aidée tantôt par le relâchement des tissus pendant la vie, tantôt par l'afflux plus abondant d'un liquide très-putréfiable (1).

Poursuivons :

On a dit à M. Pasteur (deuxième argument de M. Colin) : Quand un cheval mort depuis quatre ou cinq jours offre un cadavre en pleine décomposition, les jambes, composées d'os et de tendons, restent sans altération. Au-dessous du canon, au contraire, les pieds sont en putréfaction, bien qu'ils soient protégés par la corne, épaisse de 2 centimètres et imperméable à l'air comme à ses germes. Ces matières putréfiées des pieds contiennent de nombreuses bactéries. (*Revue médicale* de 1874, tome I, p. 343.)

Le cas devenait fort difficile : comment se sont tirés les défenseurs des animalcules supposés venus de l'air extérieur après la mort ? Très-embarrassés d'abord, ils ont fini par trouver une sorte d'enfant perdu, l'ardent M. Gubler, qui a répondu audacieusement : « *La putréfaction des parties du pied enveloppées par le sabot du cheval n'est pas difficile à comprendre.* » Seulement, on s'est bien gardé d'être si hardi devant M. Colin. On s'est bien

(1) Dans la déposition de M. le docteur Bergeron, qui, le 22 septembre 1877, fit l'autopsie du cadavre de Mme Danval, treize jours après la mort de cette dame, il est dit : « Nous procédâmes à l'ouverture de la cavité crânienne. Les parois osseuses étaient intactes. La dure-mère n'était pas altérée. Nous l'incisons. Mais aussitôt la masse ramollie et diffluente de la substance cérébrale s'échappe sous forme d'une bouillie grisâtre, *résultat de la putréfaction*. Il nous est impossible de reconnaître aucune partie du cerveau et des méninges. Tout ce que nous pouvons constater, c'est que la surface interne de la dure-mère est partout normale ». Dans la même affaire, M. Bouis, professeur de toxicologie à l'Ecole de médecine, a dit : « Le cerveau était putréfié ».

gardé aussi de dire par quelle voie on arriverait à comprendre quand MM. Bouley et Colin, sans doute aussi judicieux que M. Gubler et aussi habiles que lui en ce qui concerne l'anatomie du cheval, regardaient le fait comme renversant la théorie pastorale. Peut-être parce qu'il avait été fortement troublé par ce coup de massue, M. Pasteur a montré plus de franchise. On lui doit cette déclaration : « Si le fait allégué par M. Colin était vrai, si des bactéries se trouvaient dans le sabot du cheval, l'hétérogénie serait démontrée. » (*Revue médicale* de 1874, tome I, page 343.)

Passons maintenant aux arguments d'un homme instruit, qui, lui aussi, a souvent observé les phénomènes de la putréfaction, je veux parler de M. Devergie. L'habile toxicologiste est venu demander comment, dans la théorie pastorale, on expliquerait les quatre formes de la putréfaction : 1° la forme *putride* ou *putrilagineuse ;* 2° la forme *gazeuse ;* 3° la forme *savonneuse* ou la transformation en gras des cadavres ; la forme désignée sous le nom de *momification ?* La question, on le pense bien, n'a pu être résolue. (*Revue médicale* de 1874, tome I, p. 410.)

Autant que je puis eu juger par le texte assez peu clair des divers journaux, M. Devergie aurait ensuite repris une objection déjà faite avant cette discussion, ajouté une nouvelle considération et dit ou pu dire : dans un vase complétement fermé où se trouvent des matières animales qui le remplissent presque en entier, jamais la putréfaction ne s'achève, c'est-à-dire jamais les parties molles ne sont complétement détruites. Leur presque totalité, après avoir subi un commencement d'altération, persiste indéfiniment au même état (1). Ce fait, si simple quand on voit dans la putréfaction parfaite un phénomène en corrélation nécessaire avec l'influence d'un oxygène libre ou seulement condensé, alors promptement épuisé, comment l'expliquer s'il faut attribuer l'altération à des animalcules qui respiraient par la soustraction de l'oxygène entrant dans la constitution des matières organisées ;

(1) Voir *Travaux de Réforme*, livre I, p. 2. J'ai ainsi des matières animales qui, depuis plus de trente ans, restent en apparence dans le même état.

qui dans la destruction de ces matières trouveraient tous les éléments de l'existence ; qui, enfin, loin de cesser d'agir après avoir commencé le travail, devraient se multiplier sans cesse jusqu'à ce que tout fût transformé ? Dans ces expériences, le prompt arrêt subi par l'altération des matières organisées ne montre-t-il pas évidemment : d'un côté, que les animalcules cessent promptement de lui venir en aide quand vient à manquer l'oxygène libre ou simplement condensé ; d'un autre côté que, comme je l'ai admis, l'intervention de ce gaz est toujours nécessaire à la putréfaction parfaite (1) ? Tout ne se fait-il pas, dès lors, comme si l'idée mère de M. Pasteur reposait sur deux erreurs : une erreur dans la supposition d'animalcules capables de respirer, de vivre, en enlevant l'oxygène qui fait partie constituante des matières organisées différentes de celle qui les constitue, et entraînant de cette manière leur putréfaction là où manque ce gaz à l'état soit de liberté, soit de simple condensation ; une autre erreur dans l'admission d'une putréfaction qui pourrait, après la mort, parcourir toutes ses phases sans l'intervention d'un tel oxygène ? Tout ne se fait-il pas, en définitive, comme si, conformément à ce que j'ai avancé à leur sujet, les assertions pastorales quant à la cause de la putréfaction, après avoir eu pour point de départ une cause dénuée de tous les caractères de la réalité, n'avaient pas même eu le mérite de faire prévoir les principanx phénomènes de cette altération ?

J'ai l'honneur, etc.

EDOUARD ROBIN,

Grande-Bellaillerie, en avril 1874.

(1) *Travaux de Réforme*, p. 2.

NOUVELLES INDICATIONS
SUR L'ART DE PRÉVENIR LA FIÈVRE JAUNE

LES FIÈVRES INTERMITTENTES MARÉCAGEUSES, LA FIÈVRE TYPHOÏDE, LA SYPHILIS, ET D'ACCLIMATER DANS LES PAYS CHAUDS LES PERSONNES DES PAYS FROIDS OU TEMPÉRÉS; PAR M. ÉDOUARD ROBIN (1).

Est-il possible de prévenir la fièvre jaune chez les personnes des pays froids ou tempérés qui viennent habiter ceux des pays très-chauds, où elle n'atteint d'ordinaire que les étrangers ?

Suivant moi, il est actuellement permis d'espérer un tel résultat pour les épidémies qui n'offrent pas une gravité exceptionnelle. Voici mes preuves :

Des observations multipliées l'ont montré, d'après le degré de résistance apportée à la fièvre jaune, l'espèce humaine se partage en trois classes :

1° Les nègres, les originaires des parties basses et surtout humides de l'Hindoustan, ceux des contrées analogues situées entre les tropiques, les habitants acclimatés des autres pays.

2° Dans les climats tempérés, les personnes lymphatiques, lentes, celles qui ont une taille longue ou qui éprouvent encore les effets de l'affaiblissement et des changements constitutionnels causés par des maladies où le sang était soumis à une hématose fortement réduite ; en général, les individus valétudinaires, les femmes, les jeunes enfants, les vieillards, sans doute les plongeurs ; en un mot, les personnes des climats tempérés dont le sang est peu riche en globules condensateurs de l'oxygène, ou qui sont re-

(1) Après avoir été communiquée aux Académies des sciences de Montpellier et de Madrid, cette note a été publiée dans la _Revue Médicale_ de 1874, tome II, p. 814. Plus tard elle a été adressée à l'Académie des sciences de Berlin.

marquables par une constitution lymphatique, par la prédominance du système veineux.

3° Les hommes venant des grandes latitudes ou des pays froids ; ceux aussi des pays tempérés, mais à taille courte, à cou gros et court, à large poitrine, à tempérament sanguin, à esprit toujours actif, à passions vives ; partant les personnes des pays froids ou tempérés à riche hématose.

On le sait, celles de la première classe offrent à la fièvre jaune une résistance telle que, dans les cas spécifiés, elles ne peuvent être atteintes que dans des conditions exceptionnelles (1) ; celles de la dernière apportent la plus faible résistance, et la résistance intermédiaire opposée par celles de la deuxième classe permet à un grand nombre d'entre elles de traverser impunément des épidémies.

Mais si les circonstances avaient fait observer l'influence des races, de l'acclimatation, des sexes, des âges, de la vigueur et de la faiblesse, des maladies antérieures, sur la résistance offerte à la fièvre jaune par les constitutions, on n'avait rien fait, à ma connaissance, pour trouver l'expression commune des influences constatées, et remonter ainsi à la cause générale. Une telle lacune n'existe plus. En effet, si l'on considère les observations acquises à la science et les analogies quant à la prédominance veineuse et aux constitutions, on le reconnaîtra avec moi; le classement de la race humaine d'après le degré de résistance offert à la fièvre jaune est précisément le classement qui, malgré la doctrine qu'on

(1) D'après M. de Humbold, la fièvre jaune, dans ses grandes épidémies, peut atteindre les Européens acclimatés et même les créoles, c'est-à-dire les individus de race européenne nés dans le pays. A cet égard, il faut tenir compte des contrées : à la Havane, à la Vera-Cruz, et en général dans l'Amérique équatoriale, la fièvre jaune attaque les Européens non acclimatés, mais elle ménage les nègres et les natifs, soit créoles, soit indigènes. Il en est autrement aux Etats-Unis. Là, personne, à ce qu'il paraît, n'est sûr d'être épargné dans les grandes épidémies : Indiens, anciens et nouveaux habitants, fixes ou passagers, tous, jusqu'aux noirs d'Afrique, y sont plus ou moins exposés. (Pariset, *Observations sur la fièvre jaune observée à Cadix* en 1819, p. 117.)

paraît chercher aujourd'hui à répandre en France, étant en sens inverse de l'énergie vitale et de la puissance respiratoire habituelle, manifeste aussi le degré de résistance aux causes asphyxiantes. (Voir mes *Travaux de Réforme*, livre III, pp. 16, 28, 29.)

Autant que je puis en juger par les faits à ma connaissance, les animaux donnent lieu à une observation analogue : la fièvre jaune n'atteint pas plus, atteint moins encore les animaux à température variable, chez qui la résistance à l'asphyxie est bien plus grande que chez les animaux à température constante, que les êtres de l'espèce humaine appartenant à la race nègre. Les oiseaux, au contraire, et ceux des mammifères terrestres qui se trouvent dans un rang élevé d'après la richesse de l'hématose, par suite d'après la susceptibilité aux causes asphyxiantes rapides, sont, à la manière des habitants ordinaires des climats froids ou tempérés, plus ou moins soumis à cette terrible maladie.

Pourquoi, dans l'ensemble des cas, et chez les animaux comme chez l'homme, l'aptitude à contracter la fièvre jaune diminue-t-elle à mesure que la résistance aux causes asphyxiantes augmente? Pourquoi, sans que cette résistance ait besoin de devenir plus grande qu'elle ne l'est habituellement chez une multitude de sujets appartenant à l'espèce humaine, l'immunité de cette redoutable maladie est-elle acquise (1)?

La raison me paraît fort simple : les causes présumées de la fièvre jaune, les altérations du sang qu'elle présente, ses symptômes et leurs corrélations, manifestent, dans sa production, l'influence d'agents qui amènent une diminution croissante de l'hématose, conséquemment des circonstances de plus en plus asphyxiantes.

(1) L'aptitude à contracter la fièvre jaune augmentant quand la puissance respiratoire augmente, on peut comprendre ce fait publié par Moreau de Jonnès comme résultant de ses recherches : dans les grandes irruptions, cette fièvre attaque, relativement à la population, un plus grand nombre de personnes en Europe qu'elle ne le fait aux Antilles parmi les Européens non acclimatés.

En effet, le sang s'y montre de plus en plus fluide, de plus en plus noir, de moins en moins distinct dans les artères et dans les veines, de moins en moins excitateur du système nerveux de la vie animale, de plus en plus excitateur, pendant une certaine période, du système nerveux ganglionnaire, puis calmant de ce système lui-même, et enfin toxique au point d'entraîner la mort. Au début, la fièvre, probablement causée, comme les autres pyrexies de nature miasmatique, par l'excitation du système nerveux ganglionnaire; les difficultés respiratoires, la rougeur de la figure, la grande faiblesse des membres inférieurs, le relâchement du scrotum, les nausées, la dilatation de la pupille dans beaucoup de cas graves, les douleurs de tête, l'augmentation prononcée dans la sécrétion biliaire et dans les humeurs analogues à la bile; plus tard, la rougeur bleuâtre de la face, les difficultés croissantes de la respiration, la forte diminution dans la tonicité, la diminution remarquable dans la sensibilité générale quand la maladie atteint une période suffisa nment avancée, les nombreuses et abondantes hémorrhagies d'un sang fluide et noirâtre, les vomissements (1), les taches bleuâtres, la diminution ou la disparition des caractères fébriles, la suppression des urines, l'excessive prostration des forces, l'ictère, les vertiges et les convulsions dites par abincitation, le délire, le coma, les engorgements du système capillaire, les pétéchies, les déjections involontaires, les anthrax, sont autant de symptômes qui, interprétés au point de vue de mes théories, manifestent un état asphyxique croissant dû à l'action d'un sang trop fluide, trop peu riche en fibrine et plus ou moins noir; dès lors, à l'action d'une cause asphyxiante accompagnée d'une grande fluidité du sang, offrant une gravité qui croît par l'effet des désordres qu'elle entraîne elle-même et dont les résultats sont modifiés par les nombreuses pertes sanguines dues à deux phénomènes se prononçant de plus

(1) Sur le rapport entre le pouvoir excitateur au vomissement et l'opposition à l'hématose, voir mon mémoire maintenant inséré au livre III, **p. 43**, de mes *Travaux de Réforme dans les sciences médicales et naturelles*.

en plus : l'extrême fluidité du sang et l'extrême diminution générale dans la tonicité.

La fièvre jaune me paraissant donc une sorte de maladie asphyxique accompagnée d'une extrême fluidité du sang, il me paraît aussi tout naturel que, comme on l'a vu, les animaux qui lui résistent le mieux soient ceux qui résistent le mieux aux causes d'asphyxie. De même qu'à volume égal le poisson, le reptile, le mammifère aquatique résistent facilement, et sans trouble apparent dans la santé, à quantité de causes d'asphyxie qui abattent et tuent l'oiseau, de même l'homme d'une vitalité convenablement réduite résiste, sans trouble sérieux dans la santé, aux causes de fièvre jaune qui atteignent et empoisonnent l'individu robuste et à riche hématose, des pays froids et même tempérés.

On n'est donc plus réduit, comme on l'avait été jusqu'ici, à connaître seulement de mémoire et les aptitudes plus ou moins grandes à contracter la fièvre jaune et les symptômes de cette maladie ; on voit leur cause, elle permet de prévoir les symptômes, les aptitudes reconnues, et en signale d'autres qui viennent provoquer de nouvelles observations. C'est ainsi que les eunuques, les scrofuleux, les animaux en général qui ont été soumis à la castration, les mammifères hibernants, etc., se présentent comme de nature à être communément épargnés par la fièvre jaune dans les circonstances où elle atteint seulement les étrangers.

Quoi qu'il en soit, si une moitié environ de l'espèce humaine offre, soit naturellement, soit par l'effet prolongé du climat, soit par suite de maladies, une vitalité suffisamment abaissée, un état veineux suffisamment prononcé, une constitution correspondante assez modifiée pour avoir acquis, dans les épidémies de gravité moyenne, l'immunité à l'égard de la fièvre jaune, n'est-il pas évident que, pour en préserver l'autre moitié quand elle vient habiter les pays très-chauds soumis à l'empire de cette maladie, l'une des manières de procéder consiste, comme je l'ai dit dans une autre note (1), à déterminer artificiellement, et en temps utile, cet

(1) Voir mon Mémoire inséré dans la *Revue Médicale* de 1866, tome I,

abaissement de la vitalité, cette prédominance veineuse, ces modifications constitutionnelles qui causent naturellement l'immunité?

Aux moyens donnés pour atteindre ce but dans la note qui vient d'être rappelée, les considérations suivantes vont, je crois, permettre d'en ajouter de nature différente, mais d'un intérêt non moins grand, peut-être quelquefois même plus facilement praticables.

1° La fièvre jaune est déterminée par une altération du sang et de l'hématose entraînée par des matières organisées en suspension dans l'air, et elles-mêmes en voie d'altération ou propres à causer des résultats analogues à ceux qui sont produits par une altération suffisante de telles substances.

2° Les personnes qui ont été fortement atteintes par cette fièvre, et qui en sont guéries depuis au moins une année, l'ont très-rarement une seconde fois quand elles continuent à vivre sous le même climat : leur constitution est modifiée de façon à constituer l'acclimatement.

3° La fièvre jaune n'est pas seule propre à modifier la constitution de manière à la préserver de cette maladie ; il en est plus ou moins de même des fièvres intermittentes pernicieuses, de la fièvre typhoïde et sans doute du typhus ou fièvre des armées, de la peste, c'est-à-dire de maladies fébriles qui, comme la fièvre jaune, altèrent fortement le sang, le rendent en général plus pauvre en fibrine, plus fluide, plus noir ; diminuent à un point très-marqué, pendant leur cours, la tonicité générale et font prédominer le système veineux (1).

4° Aux causes et aux symptômes de la fièvre jaune et des mala-

p. 273, et mes *Travaux de Réforme dans les sciences médicales et naturelles,* livre III, p. 27.

(1) La coloration plus foncée du sang ne semble pas, il est vrai, avoir été directement observée dans la fièvre typhoïde, mais la défibrination et l'ensemble des caractères la rapprochent de celles dont il est question. Il y a plus, quand la prostration et la stupeur sont considérables dans cette fièvre, la cyanose apparaît souvent à la face dorsale des mains et des poignets, aux pieds, aux genoux, elle est plus tranchée encore sur le visage, aux pommettes et à l'extrémité du nez.

dies précédentes, compare-t-on les causes et les symptômes essentiels des empoisonnements par les matières animales putréfiées ; par le venin des serpents, par les poissons, les mollusques, les crustacés, jusqu'à un certain point les champignons vénéneux, et se laisse-t-on diriger par mes principes (1), on reconnaît dans toutes ces affections les nombreux résultats analogues, mais à divers degrés, de causes analogues. Toutes ont pour caractère principal d'entraîner une prompte altération du sang, en général sa fluidité plus grande, la diminution plus ou moins rapide de sa fibrine et de son hématose, de son pouvoir excitateur des nerfs de la vie animale, d'affaiblir considérablement la tonicité, et d'amener la mort après avoir augmenté, pendant une certaine période, l'excitation des nerfs du système ganglionnaire. On voit avec une extrême satisfaction cette manière de voir, si bien en rapport avec la nature des causes, non-seulement expliquer les divers symptômes, mais les relier entre eux, les faire aisément prévoir, donner la raison des absences et des différences, offrir en conséquence les caractères de la vérité.

Mais si d'ordinaire la fièvre jaune finit au bout d'un certain temps par préserver de la fièvre jaune, si les maladies citées produisent le même résultat, si les empoisonnements dont il vient d'être question sont, par leurs causes comme par leurs symptômes, essentiellement analogues à toutes ces maladies, et modifient esentiellement de la même manière les constitutions dans les cas qui nous sont connus, n'est-il pas extrèmement probable qu'un empoisonnement modéré, au besoin plusieurs fois répété, par l'un ou l'autre de ces divers moyens, arriverait aussi, comme la fièvre jaune, à déterminer l'abaissement de vitalité, la prédominance veineuse, les modifications corres-

---

(1) Sans ma théorie sur les purgatifs et les vomitifs, par exemple, l'apparition des vomissements, celle des évacuations alvines involontaires, symptômes essentiels dans les maladies et les empoisonnements dont il vient d'ètre question, ne pouvaient être convenablement expliquées. On avait ainsi des lacunes qui empêchaient de comprendre le reste, et l'on n'arrivait à saisir ni la cause première des divers symptômes, ni leurs corrélations.

pondantes dans la constitution, enfin le degré de résistance aux causes asphyxiantes, qui entraînent l'immunité de cette maladie.

N'est-il pas extrêmement probable que, par les mêmes voies, on rendrait la constitution bien moins susceptible de contracter les fièvres intermittentes, la plupart des maladies particulières aux pays très-chauds et très-humides, partant telle quelle doit être pour que l'acclimatement dans ces pays soit plus ou moins effectué (1)?

Concernant les effets avantageux réellement produits par le venin des serpents dans le traitement préventif de la fièvre jaune, des faits d'un grand intérêt dus au hasard, venant à l'appui de ce qui précède, ne faut-il pas espérer que les principes, désormais bien compris, ne tarderont pas à faire reprendre par des hommes éclairés, persévérants, dévoués, les études sur ce moyen ; qu'elles seront poursuivies sérieusement malgré l'opposition qui ne manquera pas d'être élevée, tantôt par l'esprit de routine et l'intérêt particulier, tantôt par la considération de quelques différences réelles dans les symptômes, mais qui peuvent tenir aux différences dans l'intensité d'action, dans son degré de rapidité, dans l'état des constitutions, et qui, d'ailleurs, sont très-faibles quand on les compare aux si nombreuses analogies (2).

(1) Le fait suivant me paraît encore venir à l'appui de cette manière de voir : la syphilis, qui probablement doit abaisser les propriétés vitales et augmenter la résistance aux causes asphyxiantes, favorise l'acclimatement dans les pays chauds. En effet, dans ses excellents mémoires sur Cayenne, le médecin Bajon, qui écrivait vers la fin du siècle précédent, dit avoir vu des personnes auxquelles des écoulements vénériens, longtemps conservés, avaient procuré l'acclimatement, c'est-à-dire avaient évité les fièvres qui attaquent en général les Européens nouvellement débarqués dans ce pays, et qui les y acclimatent quand ils peuvent leur résister. (Tome I, page 33.)

(2) Je l'ai fait remarquer dans mes *Travaux de réforme* (livre I, pages 33 et 48), de certaines diminutions dans la vitalité, opérées parfois avec une certaine vitesse, entraînent la diurèse, les évacuations alvines, les vomissements; des diminutions plus fortes, parfois plus lentes, arrêtent ces symptômes ou les empêchent de naître.

Des motifs semblables à ceux qui ont été exposés m'ont permis d'étendre, jusqu'à un certain point, à la syphilis, à la fièvre typhoïde, au typhus ou fièvre des armées, etc., l'art de prévenir la maladie en déterminant un nombre de fois plus ou moins grand, mais sans danger, une ou plusieurs des affections convenablement analogues. Ces nouvelles applications seront l'objet d'autres notes. Toutefois, je ne veux pas abandonner aujourd'hui ce sujet sans faire les observations suivantes :

Quand, à la manière de la fièvre jaune, ces maladies, ces empoisonnements, sont au fond des affections plus ou moins asphyxiques, n'est-il pas rationnel de faire intervenir dans leur traitement l'oxygène, l'eau oxygénée, les oxygénants, et de combattre en outre, au moyen des tannants par exemple, le défaut de tonicité si remarquable qu'elles entraînent (1)?

En définitive, les principes qui me dirigent dans ce nouveau travail, et leurs applications, peuvent se résumer ainsi :

Toute maladie pour laquelle des populations entières ont acquis l'immunité me paraît une maladie dont il est rationnel de chercher à délivrer les autres populations, quand il y a lieu d'espérer pouvoir communiquer, sans grands inconvénients, à ces dernières, une constitution analogue à celle des peuples avantagés. Voilà pourquoi il me paraît rationnel de chercher à faire disparaître ou du moins à rendre plus rares : la fièvre jaune, la rage chez le chien, les fièvres intermittentes marécageuses, la syphilis même, etc.

Toute maladie dont, au bout d'un certain temps, la récidive

---

(1) Quand il est suffisamment prononcé, le refroidissement de l'atmosphère amène d'ordinaire une diminution dans la gravité des épidémies de fièvre jaune. Ce fait vient à l'appui de la vue qui précède, car un tel refroidissement offre, dans l'un de ces modes d'action, l'avantage d'opérer une oxygénation plus grande. Pourquoi, d'ailleurs, en refroidissant les chambres des malades, ne chercherait-on pas à imiter la nature?

Les arsenicaux et les agents analogues, qui conviennent pour neutraliser la cause d'altération du sang, arriveraient de plus à rendre l'économie capable de mieux résister à un état asphyxique.

est rare ou nulle, et qui a des analogues dont l'action peut s'exercer sans péril, est une maladie qu'il me paraît souvent rationnel de chercher à faire disparaître, ou du moins à rendre considérablement plus rare, en communiquant par l'art, une ou plusieurs fois, mais sans péril pour la personne qui les subit, une ou plusieurs des affections suffisamment analogues pour être regardées comme devant empêcher de naître, ou rendre sans gravité, la maladie qu'il s'agit de prévenir ou d'atténuer. Voilà pourquoi il me semble rationnel de chercher tantôt à éteindre, tantôt à rendre beaucoup plus rares : la fièvre typhoïde, la fièvre jaune, la syphilis, le typhus ou fièvre des hôpitaux, les fièvres intermittentes marécageuses, etc.

Les grandes conquêtes exigeant en général de grands travaux, les expérimentateurs doivent s'armer de persévérance ; le courage doit les soutenir tant qu'ils n'auront pas épuisé tous les moyens indiqués, toutes les manières rationnelles de mettre ces moyens en pratique. Ils n'auraient pas à s'abstenir parce que certaines analogies ne paraîtraient pas assez marquées ; tout n'a pas été dit par cette première note, et les suivantes révéleront j'espère bien des choses que l'état actuel des connaissances reçues est loin de laisser attendre.

SUPPLÉMENT AU MÉMOIRE SUR LES CAUSES DE L'AVORTEMENT ET DE LA PARTURITION NATURELLE ; PAR M. ÉDOUARD ROBIN (1).

Dans mon Mémoire sur les causes du pouvoir abortif et de la parturition naturelle (2), je crois avoir prouvé que toutes celles

(1) Après avoir été communiquée à l'Académie des sciences de Montpellier, cette petite note a été publiée dans la *Revue Médicale* de 1875, tome II, p. 300.

(2) Voir *Travaux de Réforme*, livre III, p. 81.

qui diminuent fortement l'hématose, non-seulement disposent à ces deux résultats, mais peuvent les déterminer, soit quand elles offrent une intensité et une rapidité suffisantes pour vaincre toute résistance, soit quand les prédispositions antérieures sont convenablement prononcées pour rendre efficaces les actions médiocres. Et comme une diminution forte et rapide dans l'hématose peut exciter des contractions utérines, j'ai cru trouver dans ce fait, bien constaté par l'expérience, la propriété dont j'avais besoin pour expliquer l'influence due à la réduction d'hématose. A cette explication première, je viens en ajouter une seconde reposant sur ce que la diminution d'hématose pourrait faire naître une modification différente qui lui viendrait en aide, ferait comprendre d'autres particularités concernant la disposition à l'avortement, et souvent la facilité plus ou moins grande avec laquelle se produit la parturition.

Au nombre des causes qui prédisposent à l'avortement, l'observation a fait ranger avec raison la faiblesse et la laxité du col utérin. En effet, si, pour expulser le produit de la conception, les contractions de l'utérus ont à vaincre la résistance du col et de l'orifice vaginal de cet organe, plus ce col offrira de laxité moins aussi sera grande la résistance opposée, et plus, toutes choses égales, s'opéreront avec facilité l'avortement et la parturition. Eh bien, cet état du col utérin, si propre à faciliter les deux résultats qui viennent d'être indiqués, se rattache à la diminution d'hématose, et c'est en se tirant ce fait que j'espère rendre compte avec une grande simplicité des influences jusqu'ici non comprises exercées sur la parturition par les climats, par l'engraissement, par le jour et la nuit, par le degré de vigueur, permettre de les prévoir à l'avenir et fournir la seconde explication qu'il s'agissait d'avoir.

Influence des climats. — Dans les pays très-chauds, une hématose plus faible que dans les nôtres doit diminuer la tonicité générale, conséquemment celle du col utérin; l'inverse doit avoir lieu dans les pays très-froids. Et comme s'il en était ainsi, les femmes créoles de la Martinique, les Européennes qui se marient dans les Indes orientales et continuent à les habiter, sont très-disposées aux avortements. En Égypte, les femmes avortent bien plus facilement pendant l'été que dans les autres saisons (1). D'une manière générale, leur disposition à l'avortement est, on le sait, beaucoup plus grande dans les pays très-chauds que dans les pays tempérés, où déjà elle est plus prononcée que dans les pays très-froids (2). De même, les accouchements sont d'ordinaire bien plus faciles, et bien moins dangereux, chez les femmes des pays excessivement chauds que chez celles des pays froids ou seulement tempérés.

Influence de la maigreur et de l'engraissement. — L'engraissement diminue la puissance de l'hématose, et la diminution peut devenir considérable : l'engraissement prédispose à l'avortement. Voici des exemples : depuis l'époque où s'est établi l'usage de faire engraisser les jeunes vaches dont la précocité a été hâtée, on a vu l'avortement devenir beaucoup plus fréquent parmi celles qui avaient pris beaucoup d'embonpoint que parmi les autres à peu près du même âge. D'une manière générale, suivant M. Buignet, vétérinaire à Moulins, l'avortement est plus rare chez les vaches maigres sans état maladif et en conditions de chair ordinaire que chez les vaches grasses. Les observations ont porté sur des centaines de bonnes laitières.

Influence du jour et de la nuit. — D'après les expériences de Prout, l'air expiré est, toutes choses égales, moins chargé d'acide carbonique pendant la nuit que pendant le jour. Dans le premier cas, les forces physiques sont aussi plus déprimées. La nuit, d'après cela, favorise plus que le jour cette diminution d'hématose et de tonicité qui prédispose à l'avortement et à la parturition naturelle ; elle doit donc, plus souvent que le jour, entraîner ces deux résultats, dans les cas où les prédispositions naturelles

(1) Mémoire du docteur Ceresole, contenu dans la collection Desgenettes.
(2) Moreau de Jonnès, *Climat des Antilles,* p. 34. Savaresy, *Histoire de la Fièvre jaune,* p. 88.

viennent convenablement en aide. En réalité, d'après les faits bruts constatés par M. Guiette, à la Maternité de Bruxelles, et portant sur une période de onze ans, « c'est toujours la nuit qui fournit le plus de naissances, et, pendant la nuit, la période de une à six heures du matin. » (*Gazette Médicale* de 1835, p. 714.)

Influence de la vigueur et de la nature des sexes. — Les mères qui ont une grande vigueur et une respiration puissante doivent ordinairement être celles dont le col de l'utérus offre la plus grande tonicité ; partant, celles chez lesquelles le col et son orifice vaginal peuvent apporter la plus grande résistance. Ici encore les faits viennent à l'appui de ma théorie : les vaches les plus fortes paraissent être celles qui, communément, offrent la plus longue durée de gestation (1). D'ordinaire, cette fonction s'effectue avec une hématose moins riche, par suite sous l'influence d'une tonicité moindre, dans le cas des fœtus femelles que dans celui des mâles (2); d'ordinaire aussi, les filles viennent au monde plus facilement que les garçons; en sorte que les femmes qui accouchent de filles sont celles qui présentent la moindre mortalité.

Ce qui précède me paraît donc conduire à regarder la diminution d'hématose, et les substances propres à la déterminer, comme agissant de deux manières pour favoriser l'avortement et la parturition naturelle : outre que, suffisamment forte, cette diminution peut exciter des contractions utérines, elle leur viendrait en aide en diminuant la tonicité du col de l'utérus, et, par cette diminution, la résistance aux contractions produites (3).

---

(1) *Maison Rustique* du dix-neuvième siècle, tome II, p. 464.

(2) Voir mes *Travaux de réforme dans les sciences médicales et naturelles*, livre III, p. 92. L'influence d'une tonicité moindre expliquerait aussi cette observation de Wigand : les femmes qui ont longtemps souffert pendant la gestation accouchent plus facilement que celles qui n'ont eu à subir aucune incommodité.

(3) L'influence exercée sur l'avortement par les maladies à sang noir et altéré : la suette, la peste, la fièvre jaune, la variole, etc., s'explique très-naturellement de cette manière ; car l'ensemble des faits tend à faire croire que,

Si cette façon de considérer les choses était vraie, elle offrirait, ce me semble, une application très-importante : pour favoriser l'avortement, et, dans certains cas, l'accouchement difficile, il conviendrait de faire agir directement, mais avec intelligence, sur le col de l'utérus et au besoin sur le vagin, des agents comme le chloral, le chloroforme, les éthers, l'acide carbonique, la benzine ou quantité d'autres substances, qui diminueraient localement l'hématose et la tonicité. **Au fond**, comme je l'ai fait remarquer dans le premier travail, les phénomènes de la gestation, surtout dans les derniers temps, marchent précisément vers ces deux résultats. En cherchant à les obtenir par l'art, on emploierait dès lors seulement, pour les atteindre, des moyens différents de ceux de la nature, et les nouveaux moyens auraient sur les siens l'avantage de ne pas altérer la constitution, d'éviter quelques-uns des maux que peut causer la parturition naturelle; enfin, de contraindre l'organisme à être disposé en tous pays et chez toutes les constitutions

dans ces maladies, les sphincters sont, comme dans l'agonie, fortement relâchés.

D'après ma théorie, la purgation et le vomissement étant au nombre des effets produits par une administration suffisante et en général rapide de l'hématose (Voir *Travaux de réforme*, livre III, p. 43), la diminution de tonicité dans le tube intestinal doit aussi être souvent entraînée par la plupart des agents qui déterminent cette diminution d'hématose, et concourir aux résultats qui lui sont dus? Ne trouverait-on pas à cette double source la cause de ces diarrhées qui surviennent, particulièrement dans la saison chaude, sous l'influence des fruits crus pris en trop grande abondance; celle des mêmes effets, et de l'espèce de choléra, qui sévissent pendant les grandes chaleurs et dans les grandes villes, c'est-à-dire sous l'influence de deux conditions propres à diminuer l'hématose? Ce sujet offre une grande importance : selon des documents qui ont acquis de l'autorité, d'ordinaire, à Londres, 300 à 400 enfants sont enlevés chaque semaine par ces diarrhées, pendant les mois de juillet, d'août et de septembre; des effets analogues se présentent dans les grandes villes d'Angleterre, d'Allemagne, des États-Unis (à New-York, à Boston, à Berlin), dans l'extrême-nord de la France, en Belgique, en Hollande, etc. Les choses étant ainsi, ne conviendrait-il pas de faire des essais pour voir si, par la respiration d'un air plus pur, par l'intervention, au besoin, de l'oxygène ou des oxygénants, on ne parviendrait pas à empêcher les mauvais résultats dont il vient d'être question.

aussi favorablement qu'il vient à l'être sous l'influence des constitutions et des climats qui favorisent le plus les manières d'o-
pérer suivies dans les conditions ordinaires.

Une application inverse ne pourrait-elle pas être faite chez les
femmes disposées à l'avortement par une grande laxité du col
utérin, due soit à l'influence d'un climat trop chaud, soit à un
embonpoint trop prononcé, soit à toute autre cause? On augmen-
terait sa tonicité au moyen de lotions ou d'injections astrin-
gentes. Les praticiens verront s'ils ont à tirer parti de ces indications.

MÉMOIRE SUR L'ART DE FAIRE PRODUIRE AUX ÊTRES ORGANISÉS LE SEXE
QUE L'ON DÉSIRE ET DE PRÉVOIR LES CONDITIONS QUI FAVORISENT
CETTE NAISSANCE; PAR M. ÉDOUARD ROBIN.

Ce Mémoire avait été adressé, en avril 1875, aux Académies
des sciences de Madrid, de Montpellier et de Berlin. La même
année, il a été publié sous forme de brochure. Je dois, en conséquence, me borner ici à donner son titre. Une addition, publiée
en 1879, fait maintenant partie de la même brochure.

ADDITION A MON MÉMOIRE SUR LES MOYENS DE PRÉVOIR LE DEGRÉ
D'ABONDANCE DANS LA SÉCRÉTION DES MATIÈRES CORNÉES. NOUVELLES
CAUSES EXERÇANT DE L'INFLUENCE SUR CETTE SÉCRÉTION ET DON-
NANT PLUS DE CERTITUDE A LA PRÉVISION. EXPLICATION DU FAIT
INCOMPRIS RELATIF A L'HOMME-CHIEN, PAR M. ÉDOUARD ROBIN.

§ I. — Influence exercée sur la sécrétion des matières cornées par le degré d'abondance dans l'alimentation (1).

(1) En février 1876, ce Mémoire a été adressé aux Académies des sciences

Je l'ai fait voir dans un autre Mémoire (1): la puissance respiratoire régissant, en général, la consommation alimentaire, régit par cela même, toutes choses égales, le développement des substances cornées, en leur permettant de recevoir un fluide nourricier plus ou moins abondant et plus ou moins riche. A son tour, d'après cela, la nourriture plus ou moins abondante dont peuvent user les animaux, considérée directement et abstraction faite du pouvoir respiratoire, devrait exercer une grande influence sur le développement de ces matières. Les recherches entreprises dans cette voie m'ont offert les résultats pleins d'intérêt qui vont être exposés. Il aurait même suffi de la suivre avec intelligence pour arriver à traiter la question dans son ensemble sous un point de vue généralement propre à permettre la prévision des faits constatés. Dans les divers climats, par exemple, la consommation alimentaire augmente ou diminue selon que la température augmente ou diminue, pourvu que les changements soient bien prononcés et convenablement durables; son degré d'abondance aurait dès lors tout naturellement rendu compte des modifications subies par la matière cornée, dans chaque pays, suivant les saisons, et dans les différentes parties de la terre, suivant les grandes différences de température. Les influences de la taille, des sexes, de l'époque des amours, de la castration, non expliquées avant mon travail, auraient aussi trouvé à cette source leur raison satisfaisante et leur cause de prévision. Enfin, les faits suivants me paraissent montrer que cette manière de considérer les choses deviendra un moyen précieux pour expliquer plusieurs des singularités dont il restait à rendre compte.

Faits relatifs aux poils. — On l'a souvent constaté, les races ovines qui ont pu s'acclimater sur des lieux gras et humides tendent à la grosseur de la taille et à la longueur de la laine.

de Montpellier et de Berlin. Il a été inséré dans la *Revue médicale* de la même année, tome Ier, p. 366.

(1) Voir mes *Travaux de réforme dans les sciences médicales et naturelles*, livre Ier, p. 82.

Exemple : celles d'Artois, de Bretagne, de Mortagne (Poitou), de Picardie ; celles, au contraire, qui pâturent sur des lieux secs, ont une taille plus petite, une laine plus courte et plus fine. Exemple : celles du Berri, de la Champagne, du Roussillon. On le sait également, les mérinos doivent être nourris avec parcimonie, si l'on veut en obtenir de la laine superfine. D'après l'observation de Foley, cité par Arthur Young, il faut, pour améliorer les laines, que le bétail ne soit pas dans des pâturages à discrétion, qu'il soit rarement dans la bergerie, qu'en définitive il ait une vie dure (*Cultivateur Anglais,* tome XV, p. 338). Le célèbre Backwel était du même avis. M. Girou, qui s'est beaucoup occupé de la question, a écrit : « Une nourriture abondante rend le poil et le duvet longs et grossiers. J'ai répété plusieurs fois cette observation sur mes mérinos. Le même animal est fin s'il est maigre, grossier s'il est gras ; et, lorsque je veux faire un assortiment de laine superfine, c'est des animaux les plus maigres que je prends les toisons : je me suis persuadé qu'il n'y a point de propriétaire de mérinos ou de marchand de laine qui n'ait fait la même observation. » Tous les hommes spéciaux le savent d'ailleurs, une brebis est-elle faible, mal nourrie ou épuisée par l'allaitement : elle maigrit, dépérit, et, en même temps, sa laine diminue de quantité et augmente de finesse (1).

Sur les montagnes, où l'air est sec et vif, où les plantes sont nutritives, mais peu abondantes, les chevaux sont agiles, vigoureux, petits, à corne dure, à *crins* rares. Il n'en est plus de même s'ils passent leur vie dans des localité humides, à herbes grandes et fortes, à pâturages abondants : ils ont alors des sabots larges,

---

(1) Les fermiers, les bergers le diront : la laine d'une brebis abondamment nourrie est bien plus lourde que celle d'une brebis de même espèce et de même taille contrainte à vivre dans de maigres pâturages. Quelles parties de la Sologne donnent la laine la plus fine ? celles où les moutons sont le plus mal nourris et les plus petits. Les fait-on passer dans des pâturages meilleurs, leur poids augmente, celui de la toison augmente, la finesse diminue.

la peau épaisse et couverte de poils fournis, longs, rudes, grossiers. Voilà ce qu'on observe dans quelques pâturages du Coten-
tin, en Normandie ; dans la plupart de ceux de la vallée d'Auge ;
dans quelques-uns de l'Auvergne, du Nivernais ; dans une partie
de ceux de la Hollande, etc. Huzard fils a vu des poulins de race
anglaise de premier sang qui, dans les gras pâturages des haras
de Kopschan, près de Hollitsch, sur les bords de la Morave, en
Autriche, avaient pris les caractères de chevaux de trait. Il a vu,
dans les marécages de la rive droite du Sénégal, des chevaux
maures ou barbes qui avaient du poil aux extrémités, comme en
ont nos races les plus communes. Les mêmes effets se produisent
dans les prairies non salées où l'air est chargé d'humidité, soit
par le voisinage des lacs, soit par l'effet des montagnes.

En ce qui concerne le *développement des cheveux*, mes faits ne
sont pas moins satisfaisants quant à leur nature, mais ils laissent
à désirer quant au nombre et à la variété.

A Manille, dans l'île fertile de Luçon, l'une des Philippines, où
l'abondance du poisson, du riz et du porc rend la vie extrêmement
facile pour la population entière, les Indiennes possèdent des cheveux noirs épais et si longs que souvent ils atteignent le sol
quand elles sont debout. D'après l'amiral Dupetit-Thouars, le Chili,
pays voisin du tropique, est, par la bonté du climat, par la fertilité des terres, l'un des meilleurs non-seulement de l'Amérique,
mais du monde entier. Il produit en abondance toutes sortes de
grains, des vins, des huiles, les fruits d'Europe et une partie de
ceux des tropiques. Jamais la chaleur n'y est excessive ni le
froid rigoureux. Comme cela devait être sous de telles influences,
les Chiliennes sont en général grandes, bien faites, remarquables par la fraîcheur, et leur tête est ornée d'une profusion de
cheveux noirs qui descendent presque jusqu'à terre. A la Cochinchine, pays intertropical d'une grande fertilité, où l'alimentation est aussi abondante et facile, les femmes ont de longs
cheveux noirs qu'elles laissent pendre derrière le dos en longues
tresses dont souvent les extrémités atteignent les talons.

Les faits conduisent à des *résultats* analogues *au sujet des cornes :* vit-il dans des pâturages secs et maigres, le bétail a les cornes courtes; jouit-il de pâturages humides et abondants, il a les cornes longues.

Les îles d'Aland ont un sol élevé, coupé de rochers. L'herbe y est courte, maigre, peu variée, excepté sur les côtes, où l'atmosphère marine favorise la végétation. Le climat, plus doux que dans les provinces du continent voisines du côté de la Suède et de la Finlande, est néanmoins celui d'une température septentrionale. Ainsi, les sapins et les bouleaux dominent dans les forêts; le seigle et l'orge réussissent mieux que le froment. Conformément à cet état de choses, le bétail est petit et la plupart des vaches n'ont pas de cornes. En Islande, malgré le froid, les bœufs et les vaches manquent souvent de cornes, et ce qui prouve bien que le défaut de nourriture en est la cause, c'est que l'absence se rencontre spécialement dans les parties méridionales de l'île, où les pâturages sont peu abondants, et dans les régions maritimes, où les fourrages sont rares (1).

Dans les pays à riches pâturages, les choses changent à tel point que les cornes peuvent atteindre quelquefois une longueur considérable. La côte de Benguela, établissement portugais au sud du Congo, en Afrique, est un pays très-chaud, à longues pluies et à grasses pâtures : la matière cornée subit l'influence de cette riche végétation, jointe à celle du climat : on y trouve des vaches dont les cornes ont une longueur de 4 à 5 pieds. (*Annales maritimes,* tome VII, p. 454.) En Sicile, au rapport de Sonnini et de Brydone, on rencontre autour de l'Etna de nombreux troupeaux de bœufs passant leur vie dans de plantureux herbages : bien que leur espèce soit la même que celle de France, leurs cornes ont une longueur ordinaire de 3 pieds et

(1) La Sologne, ce pays humide et maigre où, du temps de Tessier, un tiers des domaines était en bruyères, un autre en genêts, et où les moutons étaient pour ainsi dire les seuls bestiaux ne périssant pas de misère, la Sologne avait alors une petite race de bêtes à laine en général privée de cornes, si l'on excepte un nombre faible de béliers.

même de 3 pieds et 1/2. (*Voyage en Egypte,* tome I*er*, p. 53 ; et Bridone, *Voyage en Sicile,* tome I*er*, p. 285.) L'Abyssinie nourrit une race bovine chez laquelle le mâle et la femelle portent des cornes d'une longueur et d'une grosseur monstrueuses : elle appartient au pays Galla, qui est élevé, couvert de forêts et d'une riche végétation (1). Le mouton de Valachie (*ovis aries strepsiceros*) a seulement la taille de notre mouton ordinaire ; néanmoins ses cornes sont fort longues et sa laine est très-abondante, grossière, ondulée, par suite très-propre à faire des fourrures communes. Or, qu'est la Valachie? ce n'est pas seulement un *pays montagneux,* c'est encore un pays dont le sol excellent est couvert de fertiles pâturages. On peut le voir dans mon premier Mémoire (2), le grand développement des cornes dans les trois derniers exemples a dû être favorisé par l'altitude.

Influence de l'alimentation sur le bois des cerfs. — Bien que le bois des cerfs diffère de la matière cornée et offre plus d'analogie avec la partie spongieuse des os, il se rapproche suffisamment des cornes, au point de vue physiologique, pour donner à croire que son développement est aussi soumis au degré d'abondance de l'alimentation. C'est, en effet, ce qu'a montré l'observation. Elle n'avait pas échappé à la sagacité de l'illustre Buffon.

Une preuve, dit-il, que « la production du bois vient uniquement de la surabondance de nourriture, c'est la différence qui se trouve entre les têtes des cerfs du même âge, dont les unes sont très-grosses, très-fournies, et les autres grêles et menues, ce qui dépend absolument de la quantité de nourriture ; car un cerf qui habite un pays abondant, où il viande à son aise, où, après s'être repu tranquillement, il peut ensuite ruminer en repos, aura toujours la tête belle, haute, bien ouverte, l'empaumure (3) large et

---

(1) Salt, *Voyage en Abyssinie,* tome II, p. 332. Bruce, *Voyage en Nubie et en Abyssinie,* tome V, p. 100.

(2) Page 106 du livre I*er* des *Travaux de réforme.*

(3) *Empaumure,* c'est le bout de la tête du cerf, qui s'élargit comme une

bien garnie, le merrain (1) gros et bien perlé, avec un grand nombre d'andouillers forts et longs, au lieu que celui qui se trouve dans un pays où il n'a ni repos ni nourriture suffisante n'aura qu'une tête mal nourrie, dont l'empaumure sera serrée, le merrain grêle et les andouillers menus et en petit nombre ; en sorte qu'il est toujours aisé de juger par la tête d'un cerf s'il habite un pays abondant et tranquille, et s'il a été bien ou mal nourri.

« Ceux qui se portent mal, qui ont été blessés, ou seulement qui ont été inquiétés et courus, prennent rarement une belle tête et une bonne venaison ; ils n'entrent en rut que plus tard ; il leur a fallu plus de temps pour refaire leur tête, et ils ne la mettent bas qu'après les autres. Ainsi tout concourt à faire voir que ce bois n'est, comme la liqueur séminale, que le superflu rendu sensible de la nourriture organique, qui ne peut être employée tout entière au développement, à l'accroissement et à l'extension du corps de l'animal. »

« La disette retarde donc l'accroissement du bois et en diminue le volume très-considérablement ; peut-être même ne serait-il pas impossible, en retranchant beaucoup de nourriture, de supprimer en entier cette production sans avoir recours à la castration. Ce qu'il y a de sûr, c'est que les cerfs coupés mangent moins que les autres. »

Et ce qui fait que dans cette espèce, aussi bien que dans celles du daim, du chevreuil et de l'élan, les femelles n'ont point de bois, c'est qu'elles mangent moins que les mâles, et que, même quand il y aurait de la surabondance, il arrive que, dans le temps où elle pourrait se manifester au dehors, elles deviennent pleines ; par conséquent, le superflu de la nourriture étant employé à nourrir le fœtus et ensuite à allaiter le faon, il n'y a jamais rien de surabondant.

main, et où il y a plusieurs andouillers, rangés inégalement comme des doigts.

(1) Merrain, c'est le tronc, c'est la tige du bois de cerf.

Et l'exception que peut faire ici la femelle du renne, qui porte ce bois comme le mâle, est plus favorable que contraire à cette explication; car, de tous les animaux qui portent un bois, le renne est celui qui, proportionnellement à sa taille, l'a plus gros et d'un plus grand volume, puisqu'il s'étend en avant et en arrière, souvent le long de son corps; c'est aussi de tous celui qui se charge le plus abondamment de venaison (1), et d'ailleurs le bois que portent les femelles est fort petit en comparaison de celui des mâles. Cet exemple prouve donc seulement que, quand la surabondance est si grande qu'elle ne peut être épuisée dans la gestation par l'accroissement du fœtus, elle se répand au dehors, et forme, dans la femelle comme dans le mâle, une production semblable, un bois qui est d'un plus petit volume, parce que cette surabondance est aussi en moindre quantité. »

A ces considérations, Buffon ajoute plus loin une lettre dont voici l'extrait, elle est du comte de Mellin : « Vous dites, monsieur le comte, dans l'histoire naturelle du cerf : « La disette re-
» tarde donc l'accroissement du bois et en diminue le volume
» très-considérablement; peut-être même ne serait-il pas impos-
» sible, en retranchant beaucoup de nourriture, de supprimer
» entièrement cette production sans avoir recours à la castra-
» tion... » Le cas est arrivé, monsieur :

« Un cerf fut tué de nuit, au clair de la lune, dans un jardin, au mois de janvier. Le chasseur le reconnut pour un vieux cerf qui n'avait pas de bois... La mâchoire avait été emportée en partie par un coup de fusil longtemps auparavant. «La blessure en était guérie, mais la difficulté qu'avait eue le cerf à prendre sa nourriture l'avait privé de toute surabondance et avait retranché la production du bois. Ce cerf était d'une si grande maigreur qu'il n'avait que la peau et les os ; et, son bois une fois tombé, il ne lui avait pas été possible d'en reproduire un autre : les couronnes étaient absolument sans refait et simplement recouvertes

(1) *Venaison*, c'est la graisse du cerf, qui augmente pendant l'été et dont il est surchargé au commencement de l'automne, dans le temps du rut.

d'une peau veloutée, comme elles le sont les premiers jours que le cerf a mis bas. »

Ce qui précède le prouve donc : la science, avant mes recherches, possédait des faits montrant l'influence du degré d'abondance de l'alimentation sur le développement de la matière cornée et même sur celui du bois des cerfs. Il y a plus, Buffon, en ce qui concerne ces animaux, avait fait l'application à l'influence des sexes et aperçu celle de la castration ; l'analogie conduisait à une explication semblable pour la matière cornée proprement dite. Comment se fait-il que ces précieuses semences soient restées sans fruits ; qu'on n'ait pas tenté de suivre l'idée dans l'ensemble des cas ; qu'au lieu d'avancer on ait reculé de façon que, les ouvrages de notre époque étant arrivés à une simple exposition des choses qui laisse incompris, sans moyens de prévision, partant susceptibles d'être appris seulement de mémoire, quantité de faits d'un grand intérêt, on est contraint d'inventer de nouveau pour retrouver la voie qui avait été indiquée ? Ici, encore, ne faut-il pas accuser cette incapacité dans la direction qui sacrifie la valeur philosophique, tantôt à la simple observation, à la simple expérimentation, aux classifications brutes, tantôt à des titres n'indiquant en rien le talent réel ; qui permet ainsi l'introduction ou l'entretien de théories erronées, stériles, et le triomphe des intérêts de coteries injustes et puissantes ; qui, enfin, a mis sa gloire dans notre pays, à paralyser les intelligences, à les familiariser avec le mauvais jugement et à réduire souvent les sciences à la collection des matériaux propres à leur édification (Voir, d'une part, mon Mémoire sur les moyens de prévenir le degré d'abondance de la matière cornée ; d'autre part, les ouvrages de physiologie français (1)?

§ 2. Influence susceptible d'être exercée par l'abondance ou la

(1) Le sujet actuel montre combien notre époque est injuste à l'égard des théoriciens : Buffon était, sans aucun doute, un esprit très-distingué ; il avait heureusement ouvert la voie en ce qui concerne l'influence de l'alimentation sur le bois des cerfs ; malgré cela, il a complétement échoué quand il s'est agi de suivre l'idée et de l'appliquer aux diverses matières cornées, à l'in-

diminution d'une espèce de matière cornée sur le degré d'abondance d'une autre matière de même nature.

Les connaissances relatives à la nutrition et aux sécrétions me paraissent tendre à le faire prévoir ; dans les cas où la nourriture est suffisante, une diminution prononcée dans l'une des espèces de matière cornée doit, en général, entraîner une augmentation dans le développement d'une autre espèce de la même nature, surtout quand l'effet se présente sur un sujet vigoureux. De là un moyen de prévision qui permet de comprendre des faits dont la raison, ce me semble, n'avait pas été saisie.

Dans la teigne faveuse et dans la teigne tondante, par exemple, n'ayant pas rattaché à la non production des cheveux le grand développement des ongles, qui, aux pieds comme aux mains, deviennent souvent beaucoup plus épais et s'allongent d'une manière insolite, de façon à devenir branchus à leurs extrémités, on a été réduit à simplement exposer les faits, sans pouvoir aux uns rattacher les autres. Sans doute il serait facile d'augmenter le nombre de ceux qui viennent d'être cités. Ainsi, je connais une personne à puissance respiratoire très-médiocre qui a, néanmoins, une chevelure d'une extrême abondance ; mais aussi ses ongles sont remarquables par leur peu de vigueur, leur faible épaisseur, leur faible consistance.

Chez le bison d'Amérique, le peu de longueur des cornes n'est-il pas compensé par l'épaisse crinière qui couvre la tête, le cou, les épaules, et par la grande longueur de la barbe qui pend au menton ?

§ 3. Influence exercée sur la matière cornée par une diminution dans le système osseux, et en particulier dans le nombre des dents.

A ce qui précède faut-il borner les moyens à mettre en usage pour faire prévoir les modifications dans la matière cornée ? N'est-

fluence des saisons, à celles des climats, de la taille, des divers milieux, etc. Celui qui, plus tard, a découvert le principe non-seulement pour le bois du cerf, mais pour toutes les matières cornées ; qui, de plus, a su faire les nombreuses applications et donné la cause des singularités, de manière à rendre facile, l'intelligence et la prévision d'une multitude de faits qu'on ne savait ni comprendre, ni prévoir, n'a-t-il donc pas eu, lui aussi, quelque mérite ?

il pas naturel qu'établissant à certains égards le passage à la matière osseuse, elle puisse souvent la remplacer quand le système osseux devient incomplet? En réalité, ce remplacement me paraît avoir lieu dans plusieurs ordres, et en particulier lorsque ce sont les dents qui viennent à manquer. Voici mes faits : quand les édentés proprement dits n'ont pas, comme les fourmiliers, des mâchoires extrêmement longues, faisant une compensation pour les dents absentes, le corps devient couvert d'écailles imbriquées (exemple : les pangolins) ou d'un test écailleux (exemple : les tatous), et leurs *pattes très-courtes* sont armées d'ongles robustes et très-grands.

De même, les ruminants ont-ils la mâchoire supérieure tout à fait privée d'incisives et en général de canines; manquent-ils, en outre, de péroné? on les trouve pourvus de cornes. Exemple : les chamois, les chèvres, les bœufs, etc. Offrent-ils à cette mâchoire de fortes canines et même des incisives quand le péroné manque? on les trouve sans cornes. Exemple : les chameaux et les chevrotains.

Les baleines n'ont pas de dents, et à la place leur mâchoire supérieure offre des *fanons,* qui se rapprochent de la matière cornée.

Pour les oiseaux et les tortues, on a aussi l'absence de dents, et c'est une matière cornée qui les remplace.

Que, chez l'homme adulte le système osseux, par suite d'une fracture, se présente en voie de rénovation, la production d'une nouvelle matière osseuse arrête la croissance des ongles dans le membre fracturé. Le fait, on le sait, a été constaté par plusieurs observateurs.

D'après ce qui précède, pourquoi donc, à l'exemple de l'Académie des sciences de Paris, se refuserait-on à reconnaître que chez l'homme-chien et son fils adoptif, vus à Paris en 1874, et chez d'autres personnes observées en différents pays, le développement très-incomplet du système dentaire contribue à donner lieu au développement extraordinaire du système pileux sur la face, et parfois sur une portion du corps plus ou moins étendue ?

Pourquoi, au contraire, ne verrait-on pas là un fait tout naturel, pouvant conduire à l'explication de singularités dans le développement du système pileux?

Par exemple, chez les Kourilliens ou Aïnos, qui occupent l'île d'Iéso, les îles Kourilliennes, la pointe du Kamschatka et une portion du littoral asiatique, le système pileux offre un développement excessif; il les rend les plus velus des hommes et devient hors de proportion avec l'état ordinaire de la matière cornée. « Leur barbe, dit La Pérouse, tombe sur leur poitrine, et ils ont les bras, le cou, le dos couverts de poils (1). » D'autre part, les navigateurs russes ont vu un Aïnos de cinq ans dont le corps était déjà couvert de poils. En présence de tels faits, n'y a-t-il pas lieu de chercher à savoir si, chez ces hommes, le système osseux n'est pas incomplet relativement au nôtre (2)?

Tout en conservant ce qui est dit dans mon premier mémoire concernant l'influence de l'activité respiratoire sur la matière cornée et ses analogues, je crois devoir faire les observations suivantes:

Il existe, chez les reptiles squammifères, un certain rapport entre la brièveté ou l'absence des membres et l'abondance de la matière cornée sécrétée à l'extérieur de la peau sous la forme d'écailles (3);

On se trouve conduit à regarder sous un nouveau point de vue l'abondance de matière cornée plus grande, toutes choses égales, chez les individus de petite taille que chez ceux de grande taille, et le développement considérable des cheveux chez les petites

(1) *Voyage autour du Monde*, tome III, page 127.

(2) Toutefois, si l'on considère que les caractères physiques des Kourilliens les rapprochent des races d'Europe; qu'ils sont robustes, qu'ils habitent un pays froid, mais non d'une température excessive; que leur taille moyenne est d'environ un pouce inférieure à la nôtre; qu'ils ont pour subsistance d'abondantes matières animales, on sera porté à penser que le raccourcissement de la taille, joint à une respiration plus puissante et à une riche alimentation, ont fort bien pu suffire pour déterminer la surabondance qu'ils offrent dans le développement du système pileux.

(3) Ceux qui n'ont pas de membres, les serpents, se dépouillent de leur vieil épiderme jusqu'à huit à dix fois chaque année : ces mues, on le sait, leur permettent d'en sortir comme d'une gaîne, sans le déformer.

races des régions circompolaires. En effet, outre que, dans les deux cas, la plus grande proportion de cette matière correspond à une respiration et une alimentation plus puissantes, elle est aussi en rapport avec une sorte d'arrêt dans le développement des membres, et cette dernière cause peut n'être pas sans grande influence. C'est ainsi que la petite taille des femmes de Lima, capitale du Pérou, due peut-être à une puberté trop précoce, est accompagnée d'une chevelure noire très-abondante, qui descend jusqu'à terre (voyage de Dupetit-Thouars), et qu'un effet analogue coïncide avec des causes apparentes analogues chez les femmes d'origine primitive européenne qui habitent Rio-Janeiro et les fertiles provinces du Brésil.

Enfin, la considération de la substance osseuse montre mieux pourquoi la matière cornée reçoit un développement si rapide chez les mammifères et les oiseaux, vers l'époque où le squelette termine son accroissement. Quoi qu'il en soit, les faits de cette note, joints à ceux de mon premier mémoire sur le sujet, me paraissent conduire à ce qui suit : pour prévoir le degré d'abondance de la matière cornée, il faut :

1° Tenir compte du degré de puissance respiratoire considéré comme régulateur de la consommation alimentaire ; de cette consommation plus ou moins abondante, plus ou moins riche, considérée directement; de la facilité avec laquelle le sang peut se rendre aux parties, et de l'influence exercée par la diminution habituelle de pression, comme il arrive sur les altitudes (1) ;

2° Avoir égard, pour les anomalies, aux deux nouvelles observations consignées dans cette note, savoir : 1° quand l'alimentation est suffisante, le défaut dans l'une des matières cornées peut entraîner la plus grande abondance dans les autres matières de la même nature; 2° leur production est favorisée par les lacunes dans le système osseux, dans le nombre de dents en particulier et par son développement relativement incomplet.

(1) L'influence de l'alimentation conduit à étudier celle des tempéraments sanguins et lymphatiques, de l'anémie, des maladies.

INFLUENCE DE LA PUISSANCE RESPIRATOIRE ET DE L'INTENSITÉ DE L'HÉMATOSE SUR LA DISPOSITION DES SOLIDES ET DES LIQUIDES A LA PUTRÉFACTION ET EN GÉNÉRAL SUR LEURS PROPRIÉTÉS. — NOUVELLE RÉFUTATION DES DOCTRINES DE M. PASTEUR SUR LA FERMENTATION PUTRIDE. — COMMENT NAISSENT LES VENINS ET LES VIRUS, LEUR NATURE, PRÉVISION DE LEUR POUVOIR TOXIQUE, DES MODIFICATIONS SUCCESSIVES QU'ILS PEUVENT APPORTER DANS L'ÉCONOMIE VIVANTE AVANT DE CAUSER LA MORT ET DE L'INFLUENCE DES CLIMATS SUR LES QUALITÉS DES CHAIRS. — ART DE MODIFIER CES QUALITÉS, DE LES PRÉVOIR ET PEUT-ÊTRE DE TRANSFORMER EN BONS ALIMENTS QUANTITÉ DE CELLES QUI SONT DES ALIMENTS INSALUBRES OU MÊME DES SUBSTANCES TOXIQUES. — COMMENT LES MALADIES PUTRIDES PEUVENT QUELQUEFOIS SURVENIR SANS L'INTERVENTION ANTÉRIEURE D'AGENTS PUTRIDES VENUS DE L'EXTÉRIEUR. — MOYENS QU'IL EST RATIONNEL D'EMPLOYER POUR PRÉVENIR LA RAGE CHEZ LES ANIMAUX QUI EN ONT REÇU LE VIRUS ET POUR L'EMPÊCHER DE NAITRE CHEZ LE CHIEN DOMESTIQUE (1) ; PAR M. ÉDOUARD ROBIN.

Quand on considère les différentes classes de vertébrés, les crustacés, les mollusques, et qu'on élimine autant que possible les causes d'erreur, on voit la diminution graduelle dans la puissance respiratoire entraîner des modifications graduelles dans la tonicité des tissus, dans la distribution et la composition des fluides ; une désagrégation, une mollesse de plus en plus prononcées dans les chairs, et, autant qu'on en peut juger par les faits connus, une tendance de plus en plus grande vers la putréfaction.

Parmi les vertébrés, les *oiseaux* offrent le sang le plus riche en globules, la respiration la plus puissante : ils sont ceux dont

(1) En mai 1876, ce Mémoire a été envoyé aux Académies des sciences de Montpellier et de Berlin ; il a été publié dans la *Revue médicale* de 1876 et dans la *Santé publique* de 1876-1877.

le tissu musculaire est le plus abondant en fibres contractiles, partant le plus ferme, le plus dense, et l'on sait que, toutes choses égales, les chairs sèches et fermes sont celles qui se conservent le mieux.

Outre qu'ils sont inférieurs aux oiseaux par la puissance respiratoire, les *mammifères* ont beaucoup plus de sang, qui est l'une des parties les plus putrescibles de l'économie : conformément au principe avancé, leur tendance à la putréfection est d'ordinaire plus grande que celle des oiseaux.

Dans le même embranchement, les *poissons* jouissent de la moindre puissance respiratoire, et les deux espèces de leur sang sont à peine distinctes; ils offrent aussi le tissu musculaire le moins distinct des autres tissus, les chairs d'ordinaire les plus molles, les plus facilement putréfiables. Elles contiennent, d'ailleurs, une grande quantité d'eau qui facilite l'altération.

Une exception est à faire néanmoins au sujet des poissons forts, vigoureux, toujours à la recherche d'une proie vivante, faisant de grands et fréquents efforts musculaires et pouvant être regardés comme les rapaces de la mer. Exemple : les squales et la plupart des sélaciens; leur chair, constituée par des muscles très-exercés, est dure, coriace, assez difficilement putréfiable. Les raies et le cabliau n'ont même guère de graisse que dans le foie (Blumenbach). Il serait intéressant de savoir si les squales, et, en général, les sélaciens, ne sont pas au nombre des poissons qui offrent la plus grande puissance respiratoire, ou si l'effet ne viendrait pas tout simplement de ce que leur chair serait plus sèche que celle de la plupart des autres poissons.

Par cette puissance respiratoire, les *reptiles* établissent le passage des mammifères aux poissons : il l'établissent également par la consistance de leur chair, plus faible que celle des mammifères, plus grande que celle des poissons. Quant à la blancher et au degré de consistance, par exemple, la chair des tortues franches, plus ferme que celle de la plupart des poissons, est intermédiaire entre celle du veau et celle du poulet; chez les crocodiles, les lézards et généralement les sauriens, les chairs sont plus blanches et à fibres musculaires moins dictinctes que chez les animaux des classes précédentes ; enfin, les grenouilles, les crapauds, les salamandres et en général les batraciens, — animaux où le sang a si peu de plasticité, où il est plus difficile de le séparer en veineux et en artériel que dans les classes précédentes, et où l'élément aqueux se trouve en plus grande abondance, — ont encore la chair plus molle, moins tenace même que les reptiles squammifères.

Je manque de faits concernant la putrescibilité comparée de la chair des reptiles, mais l'analogie de consistance comme d'aspect avec celle des poissons ne semble-t-elle pas indiquer l'analogie dans la tendance à la putréfaction ?

Quant aux mollusques et aux crustacés, animaux à respiration bien moins puissante que les mammifères terrestres, ils ont souvent une chair molle qui s'altère promptement, à la manière de celle des poissons, et qui répand alors une odeur des plus infectes. Voilà du moins ce qu'on est conduit à penser si l'on juge de l'ensemble tant par l'apect des tissus que par les faits concernant les moules, les huîtres, les homards, les langoustes, les écrevisses, les crevettes, les chevrettes, les bouquets, les squilles, etc. Toutefois, pour les mollusques comme pour les mammifères, le degré de consistance des chairs varie considérablement avec l'âge, la taille et l'état d'embonpoint.

En ce qui concerne la putréfaction comparée de ces deux classes, je puis dire : le corps des mollusques regorge de sucs, sa tendance à la putréfaction est donc, suivant toute probabilité, plus grande encore que celle des crustacés.

Si, pour les classes dont il a été question, des abaissements prononcés dans la puissance respiratoire amènent en général dans l'économie des changements correspondants qui disposent plus ou moins à la putréfaction, des modifications analogues devront s'opérer chez chaque individu, dans les circonstances qui feront diminuer, d'une manière très-prononcée et convenablement durable, la puissance respiratoire; par suite, sous l'influence de l'asphyxie, des maladies à sang noirâtre, de celles qui sont caractérisées par de fortes dépressions du système nerveux, par les passions déprimantes, par les âges, par les divers états où la vitalité est fortement abaissée; les faits suivants me paraissent montrer qu'il en est réellement ainsi.

Influence des asphyxies. — Observons-nous les cas de mort après une asphyxie lente causée par le froid, nous trouvons un sang peu ou point coagulable, des chairs qui, ramenées aux températures ordinaires, sont flasques, faciles à déchirer, extrêmement putrescibles. Les mêmes effets se présentent dans les asphyxies par strangulation, par submersion, pourvu qu'elles s'opèrent avec lenteur. On voit aussi les chairs flasques et les membres souples pendant l'asphyxie des nouveau-nés. Les peuples habiles dans l'art de conserver le poisson par le sel l'ont en outre bien reconnu : Est-il tué d'un seul coup à la sortie de l'eau, au lieu d'être abandonné à une lente asphyxie? les chairs, après la mort instantanée, sont de beaucoup plus fermes et de plus longue conservation.

Il en est de même pour les crevettes : la mort par asphyxie qu'elles éprouvent hors de l'eau altère considérablement la délicatesse de leur chair, et si l'on est dans l'usage de les faire cuire pour ainsi dire aussitôt la récolte effectuée, c'est qu'une crevette morte naturellement à l'air est perdue pour les amateurs.

En Afrique, quand le vent du désert nommé *kamsin* (cinquantaine, parce qu'il souffle au printemps dans la cinquantaine qui suit l'équinoxe) ou *semoun* (poison) cause la mort des mammifères, on peut le regarder comme ayant agi par asphyxie; car, d'une part, il transforme l'atmosphère en une immense nuée de poussière d'une excessive ténuité; d'autre part, son air très-chaud, raréfié, d'une extrême sécheresse, faisant éprouver une soif très-vive, vient, par bouffées, supprimer instantanément la transpiration cutanée, rendre tout à coup la respiration extrêmement difficile, et causer un sentiment de malaise et de suffocation. Eh bien, chez les animaux tués par l'action de ce vent, le cadavre devient promptement livide, et, malgré la grande sécheresse de l'air, la putréfaction y fait, en peu d'heures, des progrès rapides qui surprennent les voyageurs.

Toutes choses égales, le degré d'abondance du sang, l'une des matières les plus putrescibles de l'économie, permet, on le sait, de prévoir la putrescibilité comparée, de façon que, dans les conditions normales, le corps des individus qui meurent subitement est plus exposé à la putréfaction que celui de personnes mortes de maladies non putrides, et surtout à la suite d'hémorrhagies. Au premier abord, par conséquent, l'altérabilité plus grande des individus morts d'asphyxie pourrait être regardée comme uniquement due à la conservation de tous leurs fluides au moment de la mort. Mais, la preuve que l'asphyxie exerce une action altérante particulière, indépendante de celle qui peut résulter de la quantité plus ou moins grande des fluides, c'est 1° que les poissons morts lentement d'asphyxie sont bien plus altérables, comme il vient d'être dit, que ceux qui ont été tués d'un seul coup à la sortie de l'eau ; 2° que chez l'homme, et sans doute chez les mammifères et les oiseaux, l'asphyxie très-lente dispose plus à la putréfaction que celle dont l'effet est subit ; 3° que, dans les expériences récentes de M. Signol, le sang d'un cheval mort lentement asphyxié par les vapeurs du charbon se putréfie plus promptement que celui du cheval assommé, et que, dans tous ces cas, la rapidité de la putréfaction est en sens inverse de la quantité des liquides intérieurs perdus avant la mort (1).

Influence du défaut de nourriture. — Une nourriture très-insuffisante et de mauvaise nature rend le sang pauvre en globules et en fibrine, diffluent, moins coagulable, et produit un état ayant du rapport avec l'asphyxie. (Voir mes *Travaux de réforme dans les sciences médicales,* livre II, page 149.) Conformément à ce qui pré-

____

(1) La même cause de putréfaction, partant d'insalubrité, nous fait comprendre pourquoi le législateur des Hébreux et celui des mahométans avaient pu être conduits à défendre l'usage des viandes provenant d'animaux suffoqués.

cède, elle rend les chairs plus ou moins molles, la putréfaction des humeurs non-seulement plus rapide après la mort, mais quelquefois déjà manifeste par divers caractères pendant la vie, et ces matières altérées sont des aliments nuisibles. Les expériences de Tiedemann et Gmelin à ce sujet (1) ont eu lieu sur des oies nourries de sucre et de gomme, c'est-à-dire de substances qui ne pouvaient offrir rien de putride : elles paraissent, en conséquence, très-propres à établir que les effets indiqués sont bien dus au défaut de puissance respiratoire et au délabrement causé par la dépression des propriétés vitales. Les observations faites par M. Meersmann sur des pauvres exténués par le manque d'aliments lui ont fait voir leur corps disposé à la putréfaction, de manière à répandre pendant la vie une infection repoussante : mais j'ignore sous l'influence de quels aliments ces résultats avaient été produits.

Du reste, les faits de cette nature ne sont pas d'aujourd'hui, et seraient probablement trouvés en grand nombre dans les ouvrages plus ou moins anciens, si l'on voulait faire des recherches. Dans son *État politique de la Syrie*, Volney a écrit, au sujet du chameau : « Avec une livre d'aliments et autant d'eau par jour, on peut le mener des semaines entières. Dans le trajet du Caire à Suez, qui est de quarante à quarante-six heures (y compris les repos), ils ne mangent ni ne boivent; mais ces diètes répétées les épuisent comme tous les animaux; *alors ils ont une haleine cada-*

______

(1) Tiedemann et Gmelin, *Recherches sur la Digestion*, tome II, p. 266.
En ce qui concerne la fibrine, j'ai adopté les résultats de ces deux habiles expérimentateurs; mais je savais que d'autres ont trouvé la fibrine du sang plus considérable chez les animaux qui souffrent de la faim que chez ceux qui sont dans des conditions normales d'alimentation. La fibrine du sang pouvant quelquefois beaucoup se rapprocher de l'albumine, et probablement, en outre, varier dans son origine, un bon travail théorique serait nécessaire pour convenablement expliquer les faits qui la concernent.
Comme une nourriture très-insuffisante peut faire diminuer considérablement la quantité du sang, qui entretient les sécrétions sans être alors convenablement réparé, quelques modifications se montrent dans la putréfaction des parties charnues. La diminution des liquides peut même être poussée au point de retarder cette altération après la mort.

véreuse. » D'autre part, les ouvrages de physiologie nous l'apprennent : dans l'abstinence chez l'espèce humaine, les humeurs du corps tournent en général à la putréfaction ; l'haleine, en particulier, devient d'une fétidité extraordinaire. Sous l'influence des tourments de la faim, au rapport de Fodéré, on a vu la bouche se couvrir d'ulcères scorbutiques, les dents devenir noires, mobiles, déchaussées, l'haleine très-fétide, l'urine d'une puanteur insupportable, et, dès la mort, le cadavre exhaler une odeur putride. (*Médecine légale*, tome II, page 276.)

A l'appui de l'assertion relative à l'insalubrité de telles substances, je puis citer l'observation suivante, faite par un vétérinaire de l'armée :

En 1873, par l'effet d'une nourriture insuffisante, due à ce que les pâturages avaient été desséchés et rendus improductifs, une épizootie sévit en Algérie sur les races ovine et caprine. Chez les chèvres, l'un des poumons devint hépatisé, pesant, très-volumineux ; le sang fut rendu pauvre, rosé, dépourvu de plasticité, diffluent ; les chairs offraient une pâleur blafarde, une flaccidité notable. Employées aux usages culinaires, elles avaient un goût fade et nauséabond ; toujours elles ont occasionné de la diarrhée chez les Arabes qui ont voulu en faire usage. (*Gazette médicale de l'Algérie* pour 1873, page 40.)

Voici un autre fait : M. Magendie avait constaté que des accidents très-graves peuvent être immédiatement produits quand le sang d'un cheval depuis longtemps soumis à l'abstinence est injecté chez un animal bien portant.

Influence des maladies. — Considérons-nous les maladies remarquables par un sang noir, fluide, une adynamie bien marquée, et, dans ces maladies, les cas où des évacuations trop abondantes n'ont pas considérablement diminué les fluides, par exemple : le scorbut généralisé, le typhus, la peste, la suette, les fièvres typhoïdes graves, les fièvres jaunes à hémorrhagies médiocres, etc., nous avons l'économie soumise à de grandes diminutions dans l'intensité de l'hématose, conséquemment sous l'influence d'une grande dépression des forces vitales ; nous ne manquons pas non plus de la trouver remarquable par la désagrégation des matières organisées, par la flaccidité des muscles, par leur faible résistance à la rupture, par la promptitude avec laquelle, d'ordinaire, se montre la putréfaction après la mort, par l'apparition assez fréquente d'un nombre plus ou moins grand de ses caractères même pendant la vie, par des sécrétions : urine, lait, exhalation cutanée, exhalation pulmonaire salive, etc., beaucoup plus facilement décomposables qu'à l'ordinaire, et souvent aussi répandant déjà une odeur putride pendant la vie. Dans la peste, par exemple, le sang qui provient des saignées s'altère promptement, les matières des vomissements répandent quelquefois une odeur infecte. Dans celle de Marseille, le pus qui s'écoulait des bubons avait toujours une telle odeur. Dans celle de Londres, les sueurs étaient fétides. Dans la fièvre jaune observée en Espagne en 1819, les matières fécales et les sueurs avaient une extrême puanteur. Dans celle de Barcelone, en 1821, le sang des menstrues et celui des hémorrhagies passives chez les femmes atteintes de la maladie exhalaient une odeur insupportable (1). Dans le scorbut, les gencives peuvent devenir fongueuses, putrides, l'haleine d'une grande puanteur, les ulcères et leur pus très-fétides. (Lind, *Traité du scorbut*, t. I, p. 20, 204, 220, 235.) Dans la suette grave, les sueurs ont une odeur fétide, et il est des épidémies où le corps tombe en pourriture presque immédiatement après la mort (l'épidémie de Coudrieux, en 1844).

La *pleuro-pneumonie* ou *péripneumonie* altère fortement la respiration, et maintes observations l'ont prouvé : la chair des vaches atteintes de cette maladie cause souvent le charbon, des

(1) Pariset, pp. 10, 29, 31. François, Bailly et Pariset, p. 359.
Au sujet des individus qui étaient atteints de la fièvre jaune observée à Saint-Domingue à l'époque où on l'appelait *maladie de Siam*, Pouppé-Desportes écrit : « Ce qui est commun à tous, à l'exception de ceux qui meurent de turgescence, c'est une corruption si grande et si prompte, qu'en mourant, et souvent longtemps avant la mort, il est impossible d'en approcher. » (*Maladies de Saint-Domingue*, tome I, p. 204.)

furoncles, des diarrhées violentes, des vomissements, quelquefois la mort.

Quand ses accès sont intenses et fréquents, l'*épilepsie* frappe par l'opposition profonde qu'elle peut apporter à l'hématose. Elle frappe également par le pouvoir, inexpliqué suivant l'usage, d'entraîner l'altération du sang et des humeurs ; l'extrême fétidité des sueurs, de la salive, des matières fécales ; la gangrène, une prompte putréfaction des chairs après la mort, et quelquefois l'hydrophobie pendant la vie (1). (Baumes, *Convulsions dans l'enfance.*)

Examinons les *phénomènes dus au venin des serpents,* qui, rendant noir et fluide le sang des animaux supérieurs, doit produire chez eux des effets d'asphyxie. Nous obtenons encore comme résultats : des chairs plus tendres, flasques, rapidement putrides après la mort ; des fluides altérés, devenus très-putrescibles ; le sang incoagulable ou moins coagulable, l'haleine fétide et les plaies singulièrement disposées à la gangrène.

Que l'influence nerveuse, la vitalité, par suite la puissance respiratoire subissent une dépression considérable dans le cours des maladies, les *matières fécales* deviennent plus infectes, leur décomposition se trouve plus ou moins hâtée, suivant le degré d'abaissement des propriétés vitales et l'intensité de l'état asphyxique. Quantité d'exemples pourraient être cités, je me borne aux suivants : les matières fécales des cholériques sont une sorte de liquide en putréfaction avancée. La peste rend d'ordinaire excessivement fétides les déjections des diarrhées. Le scorbut, le typhus des camps, des prisons, font aussi exhaler aux selles une odeur des plus fétides, en même temps que l'urine devient très-ammoniacale. La fièvre typhoïde grave donne aux selles une puanteur extrême, souvent analogue à celle de li-

(1) En décrivant un cas d'épilepsie où des convulsions violentes de la mâchoire inférieure avaient coupé la langue, Tissot présente le sang qui en coulait comme rougissant l'écume des lèvres, et, chez deux malades vus par lui, répandant une odeur cadavéreuse insupportable. (*Dissertation sur l'épilepsie.*)

quides en putréfaction, détermine la sécrétion d'une urine ayant toujours une tendance très-grande à la décomposition et d'autant plus prononcée que la maladie est plus dangereuse ; en sorte que, pour ainsi dire, à la sortie de la vessie, elle répand tantôt l'odeur du bouillon de veau qui se décompose, tantôt l'odeur ammoniacale. D'une manière générale, comme on l'a déjà fait remarquer, le degré d'altération putride des fèces paraît souvent un moyen de reconnaître les approches de la mort, quand la marche des maladies n'a pas été trop rapide (1).

La *démence sénile* semble correspondre à une grande diminution dans l'influence nerveuse et le pouvoir excitateur du sang : elle est remarquable par la facilité avec laquelle la putréfaction s'empare, après la mort, des sujets qui en avaient été atteints (2).

Dans la *phthisie,* maladie où la puissance respiratoire a subi une forte réduction (3), la caséine paraît altérée, le lait des femelles est prompt à tourner, il fournit un beurre très-disposé à rancir, un fromage mollasse, qui sèche difficilement, et, sans doute quand ils ne sont pas trop amaigris, les cadavres des individus qui ont succombé se distinguent souvent par une prompte putréfaction (4).

---

(1) Dans la dyssentérie observée en Égypte pendant l'expédition française, le docteur Bruant l'avait déjà reconnu : une mort prochaine est à prévoir quand les excrétions alvines sortent involontairement et rendent une *odeur cadavéreuse.* (*Histoire médicale de l'armée d'Orient,* p. 278.)

Les choses étant ainsi, il paraît assez naturel que, conformément aux indications de M. Charles Pellarin, les émanations des déjections cholériques puissent quelquefois transmettre la maladie et contribuer à lui donner un caractère contagieux. Il doit probablement en être de même dans la dyssentérie et la plupart des affections où elles sont capables de prendre un état extrêmement prononcé d'altération.

(2) Ne conviendrait-il pas, dans cette infirmité, de mettre en usage l'oxygène et les oxygénants?

(3) On sait que, dans la phthisie, la quantité de globules est diminuée, et que la diminution se prononce d'autant plus que la maladie progresse davantage.

(4) Si l'on considère, d'un côté, ce qui précède ; d'autre côté, ce qui est connu sur les circonstances où la sécrétion de la bile est favorisée, on devra penser que les asphyxies opérées avec une lenteur suffisante doivent non-

Les cas graves de *cocotte* donnent un lait dont la putréfaction est tellement hâtée qu'il peut avoir immédiatement une odeur putride; mais différentes causes pouvant alors concourir à ce mauvais résultat, il importerait d'examiner l'état des autres liquides, celui des solides et la respiration elle-même.

Influence des passions déprimantes. — Les douleurs intenses, les grandes frayeurs, les vives angoisses, la fatigue intellectuelle très-prononcée, les pensées profondément attristantes, abaissent plus ou moins fortement la puissance respiratoire et la vitalité: comme les états précédents, elles rendent les chairs plus molles, plus faciles à déchirer, plus disposées à la putréfection après la mort, et peuvent arriver à les convertir en aliments extrêmement insalubres, jouissant parfois d'un pouvoir toxique très-prononcé. Après avoir éprouvé de violentes douleurs, une femme mourut en couches : dix heures après la mort, la décomposition de son corps était très-avancée. Les muscles étaient tellement ramollis que leur tissu se laissait déchirer par la seule pression du bout des doigts. (*Gazette des Hôpitaux* pour 1862, p. 147.) On connaît ce fait, rapporté par Liebig : une famille composée de cinq personnes fut gravement malade pour avoir mangé d'un chevreuil qui, pris dans un piége, s'y était longtemps débattu avant de mourir. Que, dans les derniers moments de leur vie, les animaux de boucherie aient été soumis à des traitements cruels : leurs chairs sont mollasses, plus disposées à la putréfaction, parfois évidemment moins salubres (1). On a vu la terreur modifier le lait des

seulement rendre le sang plus fluide, peu ou point coagulable, mais encore la sécrétion de la bile plus abondante et modifier notablement les autres sécrétions. Beaucoup d'observations restent à faire sur ce sujet, car les faits ne paraissent guère être constatés que pour le sang et la bile : dans l'asphyxie très-lente, le sang, comme il a été dit, devient réellement plus fluide et moins coagulable; la bile est rendue plus abondante, plus foncée, plus consistante et comme sanguinolente. Plus fluide et moins coagulable dans un organisme où la tonicité générale a subi une grande diminution, où les éléments solides n'ont pas été convenablement entretenus, le sang est plus propre à s'infiltrer, à devenir un dissolvant, et les premiers effets de la dissolution se manifestent par un ramollissement.

(1) Dans les écoles vétérinaires françaises, on se sert d'animaux vivants

nourrices, au point de promptement occasionner la mort du nourrisson. Pour altérer ce liquide chez les vaches laitières, il suffit de les traiter brutalement, en les frappant, par exemple, à coups de bâton, à coups de fouet, etc. La salive aussi paraît être profondément modifiée par la douleur, car la rage s'est quelquefois développée spontanément sous l'influence d'une douleur subite et profonde, comme il arrive sous l'influence de la colère (1). Enfin, par l'effet de la forte dépression du système nerveux à la suite de violents traumatismes, la tendance à la putréfaction devient telle qu'il n'est pas rare d'observer alors, pendant la vie, des gangrènes locales dans les parties qui n'ont pas été blessées, et que le cadavre peut se trouver en pleine putréfaction dès le lendemain de la mort (2).

Influence de la fatigue. — La fatigue prononcée qui résulte

pour exercer aux opérations chirurgicales, et souvent ils éprouvent alors des douleurs atroces. M. Clément a profité de ce fait pour étudier l'influence exercée sur le sang par les douleurs intenses et prolongées ; il a trouvé qu'elles font diminuer dans ce fluide la quantité de fibrine, comme si, par la diminution d'hématose, la souffrance entravait la production de cette substance ou même la faisait convertir en albumine.

(1) On n'a pas su pourquoi la dentition, surtout à sa première phase, peut entraîner, chez l'enfant, du ptyalisme, une fièvre intense, de la diarrhée, des vomissements, des éruptions eczémateuses ou impétigineuses, et, dans les cas très-graves, des convulsions. Qu'on s'appuie sur mes principes, on comprendra que l'altération du sang et la diminution d'hématose causées par la douleur peuvent déterminer ces résultats dans les constitutions faibles et douées d'une grande sensibilité ; on sentira qu'en paralysant à un point convenable l'hématose, partant la sensibilité, on les empêcherait probablement de naître ; on sera porté à penser, en outre, qu'une diminution d'hématose médiocre, mais soutenue, semblerait devoir suffire pour atteindre le but, si l'on considère que déjà les enfants des Indes orientales cessent d'offrir une dentition accompagnée des accidents qui se produisent si fréquemment en Europe et qu'il en est de même chez les nègres des contrées fertiles de l'Afrique. (Voir mes *Travaux de réforme dans les sciences médicales,* livre I, p. 41, et au livre III, p. 43, le Mémoire sur les *Causes du pouvoir purgatif, vomitif, diurétique.*)

(2) L'observation l'a fait reconnaître : l'abaissement de la température animale, par suite celle de l'hématose, est un fait constant dans les grands traumatismes par armes à feu ; toutes choses égales d'ailleurs, il est plus accentué dans les blessures par obus que dans les blessures par balles.

d'un déploiement de forces physiques ou trop grand ou trop prolongé diminue l'exhalation d'acide carbonique, peut faire prendre au sang une couleur foncée et lui donner plus de fluidité, c'est-à-dire rendre sa fibrine peu ou point coagulable (1). Ici encore les résultats sont analogues aux précédents, car les hommes habiles dans l'art de faire des salaisons l'ont souvent observé : les chairs des animaux tués immédiatement après des marches forcées offrent une graisse plus jaune, une mauvaise odeur, une saveur désagréable, une putréfaction plus hâtée que dans les conditions normales, une conservation moins durable, même quand elles ont été salées, et peuvent devenir un aliment nuisible. Il y a plus, pour faire donner aux vaches un lait détérioré, il suffit de les contraindre à parcourir trop rapidement, et *par un temps chaud,* le trajet de l'étable au pâturage. Et cela se conçoit, puisque, dans les cas où il devient une cause de fatigue notable, l'exercice musculaire, au lieu d'augmenter l'exhalation d'acide carbonique, la diminue. Quant à la production de la rage sous cette influence, on connaît le fait d'un paysan, âgé de dix-huit ans, qui, à la suite d'une marche opérée au mois de juillet par une chaleur excessive et d'une fatigue poussée au point de le faire tomber sans connaissance, fut atteint d'une sorte de rage.

Influence du rut. — Après avoir excité une grande exaltation des propriétés vitales chez les mammifères terrestres, particulièrement chez les cerfs et parmi les mâles, l'époque du rut entraîne l'amaigrissement et une dépression considérable de ces propriétés ; elle amène aussi chez eux l'altération des solides et au moins de certains liquides : les chairs sont rendues plus molles, plus ou moins visqueuses, plus putréfiables ; le lait des vaches qui deviennent en chaleur ne diminue pas seulement de quantité, il prend un goût peu agréable et forme un aliment de mauvaise qua=

(1) D'après ce qu'on admet aujourd'hui, une grande fatigue fait naître dans les muscles de l'acide lactique libre, et cet acide est très-propre à la produire, car si, après l'avoir affaibli, on l'injecte dans un muscle, on provoque aussitôt sa fatigue et on le rend inapte à se contracter, tandis qu'on la fait disparaître en le chassant par une injection de sérum sanguin (M. Ranke).

lité. Sous cette influence, enfin, la rage est aussi favorisée (1).

Influence de la menstruation. — Chez la femme, la période menstruelle, qui, comme celle du rut chez les femelles des animaux mammifères, correspond à la maturation d'une vésicule de Graaf, à sa rupture spontanée, à la ponte d'un œuf, à la congestion sanguine des organes de la génération, et, en outre, à une perte de sang plus ou moins grande, amène aussi de la lassitude, de l'abattement, une altération des traits, souvent des douleurs plus ou moins vives dues aux contractions des fibres de la matrice, qui tend à se débarrasser du sang contenu dans sa cavité. Eh bien, elle cause une haleine plus forte, elle altère durant sa durée la qualité du lait des nourrices, de façon qu'il tend à purger l'enfant et peut faire naître chez lui des troubles tantôt gastriques, tantôt nerveux.

Pour les poissons, les mollusques et les crustacés, *l'époque du frai ou de la reproduction* est une période de malaise qu'on peut rattacher à des troubles dans la circulation et l'hématose (2) ; les premiers ont alors quelques-unes de leurs facultés émoussées, sont plus faciles à prendre ; c'est aussi une période où la chair devient en général plus molle, plus putrescible, souvent nuisible comme aliment. Les changements qui s'opèrent dans les muscles des poissons à l'époque de la reproduction se manifestent aux yeux dans plusieurs espèces : au temps de la ponte, par exemple, la chair du saumon, qui avait été rouge pendant toute l'année, pâlit sensiblement. Dans les truites, la décoloration, due à la même cause, est plus marquée encore : leur chair devient alors tout à fait blanche.

Influence de la gestation. — La gestation même, qui, diminuant le nombre des globules du sang (3), apportant à la respiration des

---

(1) En 1877, une femme a été attaquée de la rage et a succombé pour avoir été mordue par une chatte qui, dans la période du rut, avait été, pendant vingt-quatre heures, enfermée, privée d'aliments et de boissons.

(2) Voir plus loin.

(3) Chez les femelles des animaux domestiques, la gestation paraît exercer

obstacles mécaniques plus ou moins prononcés, abaisse l'intensité vitale, celle de l'hématose, et ne tarde pas à favoriser l'engraissement, est déjà capable d'altérer les liquides et les solides de l'organisme. Elle diminue la tonicité générale, facilite les transsudations, augmente la matière organisée des urines et par là fait éprouver plus promptement à ce fluide la fermentation ammoniacale. Chez la femme, elle change dès la conception la nature du lait : pris avec répugnance par le nourrisson, il le laisse dépérir, rend les selles plus fréquentes, excite même d'ordinaire la diarrhée, le vomissement, et donne aux matières fécales une coloration qui, au lieu d'être jaunâtre, est semblable à de l'eau d'épinards. Le lait des vaches prêtes à vêler acquiert des qualités particulières. Les muscles n'échappent point à l'influence de la cause d'altération : pendant l'état gravide, la viande, chez les brebis et les vaches, prend une saveur plus fade ; une dégénérescence graisseuse du cœur devient plus commune, plus prononcée ; la chair, chez l'éléphant, et, sans doute chez toutes les femelles de mammifères, devient moins ferme ; le col de l'utérus est mou pendant la grossesse de la femme, tandis qu'il est dur pendant l'état de vacuité. De plus, comme la frayeur, la douleur, le chagrin violent, etc., mais à un degré beaucoup moindre, la grossesse a pu quelquefois modifier les fluides de façon à entraîner des convulsions, l'éclampsie, l'épilepsie, l'hydrophobie. (*Sur la rage,* voir Trolliet, p. 261 ; Delondre, p. 10.)

Influence des mues. — Comme on doit s'y attendre par ce qui précède, la mue, période de maladie chez les écrevisses, amène chez elles une altération des matières organisées qui les dispose à la putréfaction et tend à les convertir en aliments insalubres. Temps de malaise approchant plus ou moins de la maladie chez les oiseaux et leur faisant perdre la voix, elle doit modifier leurs chairs et les rendre plus molles : je manque de faits à ce sujet.

sur les globules et la fibrine une influence analogue à celle qui a été observée chez la femme (Becquerel et Rodier, *Recherches sur la composition du sang,* p. 30)

Dans les modifications des solides et des liquides précédemment exposées, j'ai voulu, en général, me borner à l'étude de l'influence du degré de puissance respiratoire; mais j'ai bien compris que, comme il arrive pour la gestation, pour la mue, etc., d'autres causes pouvaient concourir aux résultats. Quoi qu'il en soit, voici comment je conçois la manière dont le défaut de puissance respiratoire peut intervenir dans la mue des crustacés : ne s'opérant qu'aux époques où le test est devenu trop petit pour contenir les parties intérieures, cette mue doit, par cela même, avoir lieu quand il les a comprimées pendant quelque temps, et a causé ainsi des difficultés à la circulation et au renouvellement de l'oxygène dans le fluide circulatoire. Probablement d'ailleurs, comme chez les oiseaux, c'est une période de douleur : quelques jours avant la mue, dit Réaumur, les écrevisses cessent de prendre de la nourriture. L'opération est si violente que plusieurs en meurent, surtout parmi les plus jeunes. Celles qui résistent sont pendant quelque temps très-faibles.

Influence des âges. — *Avant la puberté,* l'appareil respiratoire des mammifères va en acquérant une perfection de plus en plus grande : il en est de même pour leur chair. Dans le jeune âge, la fibrine du sang et la chair des mammifères sont moins consistantes, plus mollasses que chez l'animal adulte. La chair est en outre plus ou moins visqueuse, plus putrescible, douée à la cuisson d'un arôme plus faible, parfois désagréable. Les choses sont à ce point que, dans nos pays déjà, celle des animaux domestiques trop jeunes peut être insalubre et offrir les pouvoirs laxatif, vomitif (1).

Dans la vieillesse avancée, l'activité respiratoire, comparée à celle de l'état adulte, est considérablement réduite; les modifica-

---

(1) La chair du veau contient, dans la proportion d'environ un tiers, moins de fer que celle du bœuf. D'une manière générale, chez les mammifères et les oiseaux, la quantité de ce métal qui va se fixer dans les tissus paraît, toutes choses égales, augmenter avec l'âge pendant toute la durée de la croissance.

tions de l'organisme correspondent à cet **état de** choses : les chairs sont plus molles, la graisse plus jaune, les humeurs, suivant Hunter, plus disposées à la putréfaction que dans l'âge précédent, les ligaments eux-mêmes se ramollissent et rendent les luxations notablement plus faciles. De fait, à Damiette, en Égypte, le climat, les causes locales d'insalubrité venant en aide, la plupart des vieillards, au dire de Savarésy, meurent de dysentérie. (Mémoire contenu dans l'*Histoire médicale de l'armée d'Orient,* par Desgenettes.)

Influence de la colère. — Après avoir exalté les propriétés vitales, une grande colère finit par amener une dépression proportionnelle, et cette prostration des forces paraît s'accompagner d'un fort abaissement dans la puissance respiratoire. En réalité, une grande colère apporte, en définitive, dans les solides et les liquides des modifications analogues à celles qui résultent d'une grande frayeur. Comme une grande frayeur, elle altère le sang, la salive et peut faire naître la rage (1); comme une grande frayeur, elle modifie le lait des nourrices : l'altération peut, on le sait, devenir suffisante pour causer au nourrisson de la diarrhée, de violentes convulsions, des attaques d'épilepsie, et, dans certains cas, entraîner sa mort. Comme la frayeur, comme le découragement, comme les passions tristes et profondes, la colère, suivant Zimmermann, a quelquefois produit l'effet de substances putrides et fait naître la dysentérie. Devenue violente, elle a pu, dans les pays chauds, arrêter la suppuration des plaies, noircir et gangrener les chairs (2).

(1) Mordu au doigt par un camarade furieux avec lequel il se battait, un enfant de collége mourut, quelques jours après, dans les convulsions de la rage. (Delondre, *Sur la rage,* p. 56.)

(2) Dans ses Mémoires sur Cayenne, le judicieux médecin Bajon l'a fait remarquer : « Les passions de l'âme influent beaucoup sur la cicatrisation des ulcères et, lorsqu'elles sont portées à un certain degré, elles dérangent constamment le travail de la nature. La colère et l'amour sont celles que l'on doit le plus craindre : j'ai été dans le cas d'observer bien des fois qu'elles étaient un obstacle à la formation de la cicatrice. Souvent même cette der-

Influences des régimes animal et végétal. — Toutes choses égales, la tendance à la putréfaction dans les fluides est augmentée par l'abondance des matières azotées, conséquemment par le régime carnivore, qui fournit au sang plus de ces matières que le régime végétal (1). Ainsi, les porcs sont-ils engraissés avec la chair du cheval ou de tout autre animal, leurs excréments prennent une fétidité plus grande, plus insupportable que celle qui leur est particulière quand ils vivent de végétaux. Plusieurs expérimentateurs ont trouvé plus de matière azotée dans le chyle fourni par les aliments du règne animal que dans celui qui provient d'une nourriture végétale, et, suivant Marcet, les circonstances où l'altération du premier s'opère au bout de deux à trois jours, permettent à l'autre de rester plusieurs semaines et davantage sans se putréfier (*Transactions médico-chirurgicales de Londres*, tome VI, p. 52, année 1813). La graisse des carnivores a une odeur forte, plus ou moins fétide. Leur lait contient, en matière azotée nommée caséine, une proportion d'ordinaire bien supérieure à celle du lait des herbivores ; il est aussi plus altérable : au lieu de se coaguler et de passer seulement à l'aigre, comme ce dernier, il subit immédiatement la fermentation putride. L'urine de l'homme est plus putréfiable sous l'influence de la nourriture animale que de la nourriture végétale ; en général, parmi les mammifères, celle des carnivores l'est plus que celle

nière se rouvre et se déchire de toutes parts à l'occasion dans quelques excès de l'une ou l'autre de ces passions. »

(1) Chez l'homme, d'après les observations de Lehmann et de Frerichs confirmant la théorie, le régime animal augmente, le régime végétal diminue la quantité d'urée des urines ; or, comme c'est la transformation de l'urée, sous l'influence de l'eau, des matières azotées et de l'oxygène, qui fait naître le carbonate d'ammoniaque dans la fermentation ammoniacale, la considération de la quantité d'urée contenue dans le sang doit intervenir pour expliquer l'intensité de l'odeur ammoniacale que peuvent avoir les urines. Ainsi, quelle que soit leur nourriture habituelle, les animaux réduits à l'abstinence pouvant alors être regardés comme carnivores, et offrant en réalité des urines qui présentent les caractères de celles des carnivores, on voit de suite pourquoi, chez les individus soumis à une alimentation très-insuffisante, l'urine prend une odeur si désagréable.

des herbivores, et les diverses humeurs sont plus disposées à la putréfaction chez ces derniers. D'après cela, n'est-il pas tout naturel que, dans les affections où, par suite tantôt d'un état maladif local, tantôt d'une diminution considérable dans la tonicité, la présence des matières organisées dans l'urine est notablement plus abondante qu'à l'état ordinaire, et où la tendance générale à la putréfaction est augmentée, ce fluide y devienne suffisamment disposé pour faire subir à l'urée, avant la sortie, cette fermentation ammoniacale qui, dans les conditions normales, s'effectue seulement après la sortie? Est-il rationnel de chercher à faire dépendre un fait aussi simple, aussi général, dans les conditions voulues, de l'introduction accidentelle, et le plus souvent incompréhensible, d'animalcules pastoraux dans la vessie, où ils seraient venus au contact d'instruments de sondage, bien que le sondage soit loin d'avoir toujours eu lieu quand le phénomène se présente? On le voit, d'ailleurs, la disposition à la putréfaction des fluides, causée par la faim, n'est pas due uniquement à une sorte d'asphyxie; elle doit venir encore, tantôt de ce que l'animal, vivant alors de sa propre substance, est réellement soumis au régime carnivore, tantôt de la chute des forces, des douleurs plus ou moins atroces de l'estomac, d'un délire furieux, etc.

CONSÉQUENCES GÉNÉRALES

Les faits précédents, qui, à ma connaissance, n'avaient jamais été ni rapprochés dans un but théorique, ni considérés à mon point de vue, m'ont paru conduire à des conséquences extrêmement remarquables, qui seraient de nature à constituer pour la science de très-précieuses acquisitions.

Théories de la putréfaction. — Les poissons, les mollusques, les crustacés, etc., ne peuvent être considérés comme ayant des chairs douées, pour les animalcules pastoraux de la putréfaction, d'une affinité plus grande que celles des mammifères et des oiseaux; la frayeur, la douleur, la colère, les marches forcées, la nourriture très-insuffisante, qui préparent si évidemment à la putréfaction, ne peuvent être regardées comme faisant affluer les mêmes animalcules ; en un mot, la disposition à la putréfaction après la mort est indubitablement acquise, dans une multitude de cas pendant la vie, sans qu'on puisse invoquer l'initiative soit d'agents putrides, soit d'animalcules ou de leurs germes, venus de l'extérieur dans les mêmes cas. La putréfaction après la mort ne saurait donc être attribuée, d'une manière générale, comme le voulaient M. Pasteur et les meneurs de l'Académie des sciences de Paris, à l'action d'animalcules qui, *après la cessation de la vie*, viendraient du dehors, au moins à l'état de germes (1).

Dans les conditions ordinaires, au contraire, chaque partie de l'organisme, convenablement imprégnée de fluides et d'oxygène, se comporte comme renfermant sa cause d'altération putride susceptible de devenir active quand les circonstances lui seront favorables.

Dès lors, si l'on prouvait que toujours des corpuscules pastoraux, dits animalcules, accompagnent la putréfaction, ne conviendrait-il pas (au lieu de les présenter comme venus tout exprès de l'extérieur dans les circonstances qui les font apparaître) d'attribuer leur existence, en nombre de cas, soit à la dissociation et à la modification d'éléments organisés — produites sous certaines influences de température, d'abaissement des propriétés vitales et de présence de l'oxygène, — soit au développement, sous les mêmes influences, de germes en quelque sorte naturels à l'organisme et toujours arrivant en quantité plus ou moins grande par l'air, par les boissons, par les aliments (2)? La présence des corpuscules, dits animalcules, si commune sous l'influence d'un état adynamique prononcé ; leur existence dans les abcès chauds ordi-

(1) Au livre Ier, p. 6, de mes *Travaux de réforme dans les sciences médicales et naturelles*, on trouverait quantité d'autres faits sur le même sujet.

(2) Dans les conditions ordinaires, et mieux encore dans des conditions exceptionnelles, les aliments et les boissons peuvent introduire dans l'économie quantité de corpuscules organisés vivants : infusoires, moisissures, etc , puisque l'eau la plus pure, par exemple, n'en est jamais exempte.

naires, les abcès phlegmoneux, avant leur ouverture et lorsqu'il n'y avait eu aucune communication avec l'air (MM. Gosselin et Albert Bergeron); leur existence aussi dans un sperme bien élaboré; la fréquence des vers chez les enfants, surtout dans les pays très-chauds et sur les constitutions faibles (1); la découverte récente de bactéries pouvant se montrer seize heures après la mort dans la veine-porte des chevaux asphyxiés par la vapeur du charbon de bois, sans que ni l'odeur ni l'aspect indiquent la putridité (M. Signol) (2); les phénomènes de la génération eux-mêmes, chez les animaux et les végétaux, viennent, ce me semble, fortement à l'appui d'une telle manière de voir.

Si, dans nombre de cas, les résultats morbides ou toxiques d'une altération plus ou moins avancée vers la putridité se produisent sans que les animalcules pastoraux de la putréfaction aient pu venir de l'extérieur, à moins qu'ils ne fissent antérieurement partie de l'organisme; si dans nombre de cas, par suite, la connaissance des causes immédiates de la putréfaction, des moyens de la prévoir et de ceux qui sont propres à empêcher, sur l'économie vivante, les effets des matières organisées soit putrides, soit en voie d'altération disposant à la putridité, n'exige en rien qu'on s'occupe des corpuscules en question, n'est-il pas rationnel d'étudier les choses comme on le faisait avant les assertions pastorales, sans accorder trop d'attention à des êtres microscopiques dont parfois les propriétés, considérées comme celles d'animaux, offrent tant de chances d'impossibilités, et dont

(1) Sous l'influence d'une mauvaise alimentation, d'une nourriture convenablement insuffisante, la vermine se montre chez les animaux de basse-cour et en général chez tous les animaux domestiques; elle disparaît sous l'influence d'une bonne alimentation. Comme si beaucoup de ces êtres microscopiques provenaient de transformations, rien d'ordinaire ne favorise autant leur apparition que l'état d'extrême faiblesse ou de grande diminution dans la puissance respiratoire.

(2) Dans ce dernier cas, non-seulement l'examen microscopique du sang y fait voir des bactéries comme dans le sang charbonneux. Mais, comme lui aussi, il offre des globules devenus agglutinatifs, formant des îlots qui laissent entre eux des espaces remplis par du sérum.

les germes sont d'ordinaire tout aussi incompréhensibles dans les phénomènes de leur existence?

Putrescibilité comparée des animaux, suivant qu'ils ont été soumis au régime animal ou au régime végétal, pendant leur engraissement. — On l'a vu, la tendance des fluides à la putréfaction est, toutes choses égales, augmentée par le régime carnivore; l'analogie porte à croire qu'il en est de même pour les solides quand ils restent suffisamment accompagnés de liquides : la chair des porcs engraissés sous l'influence de ce régime (soumis à l'usage de la chair de cheval ou d'autres animaux domestiques) doit donc, suivant toute probabilité, être inférieure, pour la conservation, à celle que donnent ces animaux quand ils ont été nourris à la manière ordinaire.

Comment naissent les venins et les virus. Leur nature et leurs pouvoirs. — 1° Les faits relatifs aux blessures que peut se faire l'anatomiste en disséquant certains cadavres dont l'organisme est altéré; l'application des matières putréfiées : sang, bile, pus, cervelle, etc., sur les plaies récentes; les phénomènes très-graves dus à des quantités très-faibles de liquides dans lesquels on a fait macérer des débris putréfiés, par exemple ceux des poissons, et qui ont été injectés dans les veines, montrent ce qui suit : les chairs et les fluides putrides, ou même ayant seulement éprouvé l'une de ces altérations qui disposent convenablement à la putréfaction, deviennent avec facilité, pour l'homme, des poisons asphyxiants : ils rendent chez lui le sang noir et fluide, comme il arrive dans beaucoup de maladies des pays très-chauds, et déterminent plus ou moins les symptômes des maladies où le sang est ainsi modifié. (Voir les expériences de M. Magendie, dans ses *Leçons sur les phénomènes physiques de la vie,* tome I, p. 116, et celles qui avaient été faites antérieurement par Gaspard.)

2° On le sait par ce qui précède : l'abaissement graduel de la puissance respiratoire amène, en général, une perte graduelle dans la tonicité et dans la cohésion des chairs, avec tendance croissante à la putréfaction.

3° On le connaît par quantité d'exemples cités : les solides s'altèrent-ils et marchent-ils vers la putréfaction, les fluides en circulation, les sécrétions et les excrétions s'altèrent aussi, marchent dans la même voie, la parcourent d'ordinaire plus rapidement encore, et les maladies, la colère, les passions vives, concourent fortement au résultat.

D'après ces trois ordres de faits, une classe comme celle des reptiles, où la puissance respiratoire très-abaissée a rendu très-prononcée la tendance générale à la putréfaction, ne peut-elle pas tout naturellement offrir des sécrétions qui, sans être arrivées à cet état, soient pourtant modifiées au point d'être toxiques lorsque, non transformées par les sucs gastriques, elles pénètrent dans le sang des animaux supérieurs, c'est-à-dire dans le sang des animaux qui, ayant ce fluide plus abondant et plus riche, joint à une respiration puissante, sont les plus sensibles aux causes asphyxiantes? N'est-il pas naturel de voir ces pouvoirs toxiques augmenter par la chaleur, par les passions vives, par le séjour dans des réservoirs de l'économie, c'est-à-dire par les circonstances propres à favoriser l'altération générale des fluides, et consister essentiellement en ceux que présentent les matières convenablement disposées à la putréfaction? Oui, sans doute. Au lieu d'être encore réduit, comme on l'avait été jusqu'ici, à voir dans l'action des venins un pouvoir mystérieux, on comprend donc maintenant pourquoi des serpents ont une sorte de salive particulière qui devient un poison, surtout quand elle a longtemps séjourné dans ses réservoirs; pourquoi son pouvoir toxique augmente dans les temps et les pays très-chauds, ou encore quand l'irritation de l'animal, nouvelle cause d'altération, a été très-prononcée; pourquoi ce venin noircit le sang et produit sur les animaux supérieurs les effets des matières animales putréfiées; pourquoi, amenant comme elle des circonstances asphyxiantes, il est bien plus dangereux pour les animaux à sang chaud que pour les animaux à sang froid; pourquoi, d'une manière générale, les animaux lui résistent d'autant mieux qu'ils sont plus capables de résister à l'asphyxie ; pourquoi déjà il ne fait pas mourir les sangsues, les limaçons, les orvets, les serpents, et tue difficilement les tortues ; pourquoi, après la mort qu'il détermine, on trouve, ainsi que dans l'asphyxie, le foie, la rate, les reins, tout le système à sang noir, plus ou moins engorgés, etc. On fait plus, on devance l'observation, on la dirige, car on prévoit que les maladies de l'animal, l'état électrique de l'air, la douleur, l'époque de la reproduction, etc., devront communiquer au venin une plus grande activité.

On comprend que chez les batraciens, où la puissance respiratoire est plus faible encore, la peau des salamandres et des crapauds puisse sécréter des fluides vénéneux pour des vertébrés supérieurs. On doit s'attendre à voir le pouvoir de ces venins s'exalter, d'une part, dans les temps et les pays plus chauds ; d'autre part, sous l'influence des maladies, des passions et des états indiqués ci-dessus comme propres à augmenter l'altération générale des solides et des liquides (1).

On le comprend enfin : les mêmes phénomènes peuvent aisément se rencontrer chez des animaux non aquatiques, à température variable : les insectes, les myriapodes, les arachnides ; car, chez eux, la température réglant la puissance respiratoire, fait varier celle-ci dans de larges proportions.

Pourquoi certains animaux sont en totalité des aliments toxiques. — Si, par différentes causes, le pouvoir toxique des substances putrides, ou ayant subi une altération qui les dispose à la putréfaction, est d'ordinaire bien moindre quand elles sont introduites dans l'économie par les voies digestives que dans les cas où elles arrivent au sang, soit directement, soit par les voies pulmonaires, on le sait néanmoins, et par plusieurs des faits précédents (2), et

(1) N'ayant pas de glandes salivaires, les poissons n'ont pas à offrir un venin analogue à celui des serpents.

(2) Voir les influences exercées par les passions déprimantes, par la fatigue, par le rut, par la colère, par la nourriture très-insuffisante, par la pleuropneumonie, etc.

par ceux qui concernent des aliments altérés (sang, jambon, sau-
cisson, lait sécrété dans certaines maladies), et par l'influence des
régimes herbivore et carnivore, et par les différences qui proviennent de la consistance solide ou liquide des matières, et par
celles des classes auxquelles appartiennent les animaux qui les
fournissent; on le sait, dis-je, par les faits qui viennent d'être
rappelés, souvent des substances en état d'altération, ou putride,
ou disposant à la putréfaction, exercent un pouvoir toxique prononcé, même quand elles sont prises sous forme d'aliments; souvent leurs effets généraux sur l'économie vivante sont, à l'intensité près, analogues à ceux qui auraient été opérés si elles avaient
été mises en contact avec le sang par des blessures.

Les choses étant ainsi, n'est-il pas naturel que les chairs, déjà
molles, faciles à rompre, voisines de la putréfaction, de nombreux
animaux à puissance respiratoire très-faible, aidées par leurs fluides
modifiés d'une manière correspondante, produisent aisément sur
l'économie des animaux supérieurs des phénomènes plus ou moins
toxiques, principalement dans les circonstances où de nouvelles
causes de diminution dans la puissance respiratoire et la vitalité s'a-
joutent à l'influence d'un climat très-chaud et très-humide, pour les
altérer davantage encore et leur faire subir de nouveaux progrès
vers la décomposition putride et l'insalubrité (1)? N'est-il pas naturel, dès lors, que les chairs et les humeurs des poissons, des reptiles, des mollusques, des crustacés, soient aisément transformés
en aliments insalubres, en aliments toxiques, par des diminutions
notables dans la puissance respiratoire et la vitalité, jointes à une
température très-élevée?

Or, quand les gaz, comme l'oxygène, ne contractent pas combinaison avec l'eau, leur solubilité dans ce liquide diminue à mesure que la température augmente. Dans les pays extrêmement
chauds, dans ceux particulièrement où les eaux contiennent beau-

(1) Voir les influences exercées par l'époque du frai, par les maladies, par
la fatigue, etc.

coup de matières organiques en voie d'altération ou de combustion lente, l'oxygène, dont la chaleur a déjà diminué la quantité dans chaque volume d'air absorbé par le sang, qui est devenu moins soluble dans les eaux, qui s'y trouve plus rapidement dépensé par les matières organisées vivantes comme par les matières organisées mortes, ne se trouve-t-il pas dans les conditions propres à être facilement rendu en proportion insuffisante pour satisfaire aux besoins de la respiration de quantité d'animaux aquatiques? Cette circonstance ne doit-elle pas diminuer la tonicité chez les poissons, les mollusques, les crustacés, altérer leurs humeurs, rendre leurs chairs plus molles, plus rapprochées de la désagrégation putride, plus propres à l'éprouver rapidement après la mort, et à former des aliments plus ou moins capables de causer les effets de chairs et de fluides putrides?

Comme s'il en était ainsi, c'est principalement dans les eaux intertropicales et dans les lieux où, par l'effet soit d'îles nombreuses, soit d'autres causes, abondent les éléments organiques consommateurs d'oxygène que vivent les poissons et les mollusques toxiques. Exemple : les Antilles, les Indes orientales ; c'est particulièrement dans les saisons les plus chaudes de ces pays que les effets toxiques se développent avec le plus d'intensité. Chez nous, c'est également ou dans les saisons les plus chaudes, ou à l'époque de la reproduction (1), que certains poissons, certains mollusques (les huîtres, les moules), des crustacés, offrent les chairs les plus molles et le plus souvent toxiques ; c'est dans les eaux fangeuses, ou riches en débris organiques spoliateurs d'oxygène, que se produisent avec le plus de facilité ces résultats,

(1) Pour faire mieux comprendre l'influence de l'époque de la reproduction, j'ajouterai : quand les laites se tuméfient, quand les œufs des femelles grossissent, des parties du corps sont comprimées, la circulation s'y trouve gênée, l'oxygène s'y dépense sans être convenablement renouvelé ; il y a, par suite quelquefois, dans ces parties, une hématose insuffisante, propre à diminuer la tonicité, et à produire le degré d'altération où de telles chairs, trop rapprochées de la putréfaction, peuvent devenir nuisibles.

et qu'habituellement les poissons forment un aliment insalubre (1).

De là l'explication de ce fait, au sujet duquel Rondelet, entre autres, a consigné d'intéressantes observations : dans une même rivière, la chair des poissons peut se trouver très-saine, de très-bonne qualité au-dessus des villes et des torrents fangeux, et, au contraire, de très-mauvais goût, insalubre même, au-dessous des torrents vaseux et des amas d'immondices que déversent les grandes villes.

Comme s'il en était ainsi encore, les effets déterminés sur l'homme par ces chairs toxiques sont essentiellement ceux des matières organisées ou putrides, ou éprouvant la modification pernicieuse qui conduit à la putréfaction confirmée ; les différences d'action, chez nous et dans les pays excessivement chauds, se réduisent à une intensité plus grande dans ces derniers pays ; ces effets, au point de vue de mes théories, sont ceux d'un sang rendu plus ou moins noir, plus ou moins fluide, plus ou moins privé de son pouvoir excitateur normal ; et ils s'avancent plus ou moins dans la série des phénomènes suivants, qui manifestent cet état de choses : des diarrhées, des nausées, des vomissements, des éruptions vers la peau, dues aux diminutions dans la tonicité des solides, dans la plasticité du sang, dans son pouvoir excitateur ; l'amoindrissement dans la sensibilité et la contractilité, avec ses diverses modifications ; des convulsions dites par abincitation, le délire, la disposition à la gangrène, une mort offrant les principaux caractères de l'asphyxie.

(1) Les faits suivants feront mieux comprendre ce qu'on vient de lire : dans les saisons pluvieuses de Pulo-Condore, près la Cochinchine ; dans l'île de Tinian, l'une des Mariannes ; dans celle de San-Iago, l'une des îles du Cap-Vert, et dans toutes les parties très-chaudes et très-humides des Indes soit orientales, soit occidentales, la chair ordinaire de boucherie ne se conserve pas du jour au lendemain. Souvent il est difficile de procurer du poisson de mer aux personnes qui sont à terre : il cesse d'être frais au bout de quelques heures, et fréquemment se gâte, même la nuit, avant d'avoir atteint le rivage. Au cap Tasman et dans l'île pluvieuse de Tinian, les oiseaux eux-mêmes peuvent offrir des vers et des marques évidentes de putréfaction une ou deux heures après avoir été tués.

Si, par une grande dépression des propriétés vitales, et à plus forte raison par l'asphyxie lente, les chairs et les humeurs des vertébrés, des mollusques, des crustacés, peuvent, sans avoir besoin d'atteindre la putréfaction déclarée, être altérées au point de se trouver nuisibles soit comme aliments, soit, mieux encore, quand elles pénètrent dans le sang des animaux supérieurs non-modifiées par les sucs gastriques, il sera naturel que l'effet se montre d'abord, toutes choses égales, dans les parties remarquables par la faiblesse de l'oxygénation du sang et de la tonicité, par l'abondance des fluides, par la position permettant le mieux et la conservation de la chaleur, et les infiltrations, les émanations de matières altérées provenant du tube intestinal ou parfois d'autres parties.

Rien d'extraordinaire, par conséquent, à ce fait, signalé avec surprise par des voyageurs et des naturalistes : le foie gorgé de sang de certains animaux aquatiques, partant à puissance respiratoire faible, peut, à l'état frais, être quelquefois un aliment dangereux pour l'homme et pour les animaux des classes supérieures. Rien d'extraordinaire à ce fait très-connu : les œufs de certains poissons deviennent toxiques, spécialement vers l'époque du frai. Exemples : ceux du brochet, du barbeau, de la lotte. Rien d'extraordinaire à cet autre fait, qui vient d'être constaté par un vétérinaire de Paris, M. Signol : le sang des veines profondes d'un cheval sain, *asphyxié* par la vapeur du charbon de bois, acquiert promptement des propriétés toxiques prononcées, même sans rien manifester de putride ni dans son odeur, ni dans ses autres caractères physiques. Dans la veine porte et la veine cave inférieure, par exemple, où ce fluide est peu oxygéné et bien protégé contre le refroidissement, il est, aux températures ordinaires, déjà suffisamment altéré, seize heures après la mort au minimum, pour être promptement mortel quand, à la dose de vingt-quatre gouttes, on l'inocule au mouton ou à la chèvre, tandis qu'à cette époque le sang ne détermine aucun effet pernicieux si on le prend dans la veine jugulaire du même animal.

13

Rien d'extraordinaire, enfin, à ce que le croup, maladie qui amène un état asphyxique lent et très-prononcé, puisse, même pendant la vie, transformer en matières toxiques des solides et des liquides de l'économie.

Nouvel art d'améliorer les chairs et de diminuer le nombre de celles qui sont toxiques. — Les manières de voir qui précèdent sont-elles vraies? Outre qu'on aura compris d'où vient le pouvoir toxique d'une multitude d'animaux et qu'on saura en prévoir les caractères, on aura l'espoir de pouvoir transformer en aliments utiles quantité de chairs qui se trouvent actuellement perdues, parce qu'elles seraient nuisibles. En effet, si la trop grande diminution dans la puissance respiratoire, dans l'intensité vitale, est la cause qui, chez tant d'espèces, provoque l'altération, rendant leurs chairs nuisibles, ne conviendrait-il pas de chercher à augmenter chez elles cette puissance, afin de faire prendre à leur chair l'organisation et la fermeté propres à les transformer en aliments salubres? Ne serait-il pas rationnel, par suite, de les transporter dans des eaux plus pures, plus fraîches, plus aérées, au besoin moins salées; de les y laisser pendant quelque temps, comme on laisse parquer les huîtres, d'y pourvoir avec soin à leur nourriture et de voir si leur chair n'y deviendrait pas un aliment plus sapide et de meilleure qualité (1)? Après la mort, la chaleur pouvant transformer très-vite de tels animaux en aliments nuisibles, ne serait-il pas utile de les tuer d'un seul coup à la sortie de l'eau et de les employer sans retard à l'alimentation, ou, quand l'emploi immédiat serait impossible, de les conserver au contact de corps producteurs de froid?

Prévision des propriétés non toxiques communiquées aux chairs par les divers climats.— On expose comme des faits isolés, on est réduit, dès lors, à faire apprendre uniquement de mémoire les mo-

---

(1) L'aération des eaux peut, on le sait, s'opérer artificiellement et d'une manière très-simple. Les eaux douces sont plus aérées que les eaux salées, et celles-ci le sont d'autant plus, toutes choses égales, que la proportion des sels s'y trouve moindre.

dification que, sans devenir toxiques, les chairs reçoivent suivant les climats : mes principes permettent de raisonner ces faits, et, en général de les prévoir.

Par la diminution de puissance respiratoire qui résulte du passage d'un pays froid ou tempéré dans un pays très-chaud, et surtout chaud et humide, les chairs des mammifères et des oiseaux diminuent de consistance et sont rendues plus ou moins flasques, le système veineux prédomine à l'égard du système artériel, la quantité de sang devient plus faible, et sa moindre proportion, sa moindre oxygénation, contribuent à rendre les tissus plus pâles dans les pays où la race humaine est blanche (1). Pour des conditions égales d'engraissement, les chairs qui étaient trop fermes doivent, par conséquent, s'améliorer en devenant plus tendres ; celles qui, chez nous, avaient une consistance convenable, doivent se détériorer, devenir fades et trop molles : celle des mâles doit prendre plus ou moins les caractères de celle des femelles ou des animaux châtrés ; ces dernières doivent souvent devenir trop flasques, trop visqueuses et insalubres ; en sorte que la castration de la plupart des mammifères domestiques, au lieu d'être utile, serait nuisible. De même, la chair de beaucoup de jeunes mammifères doit être facilement une nourriture malsaine, qui relâche ou purge, comme si elle diminuait l'hématose. La quantité de sang n'étant plus aussi grande et l'oxygénation générale étant moindre, beaucoup d'animaux à chair noire, dans nos pays,

(1) Comme l'avaient déjà observé Bichat et M. Magendie, la chair musculaire, ou la viande, a sa couleur propre, abstraction faite du sang des capillaires, car un muscle exsangue reste coloré ; comme on le sait aujourd'hui, la matière colorante du muscle vivant est contenue dans le plasma et non dans les sarcoprismes ; après la mort, elle se diffuse dans toutes les parties de la fibre et tend à s'altérer. Ces faits bien connus n'empêchent pas que le sang lui-même ne contribue à la couleur de la chair ; que cette couleur ne soit dans un certain rapport avec le nombre et le diamètre des vaisseaux capillaires qui s'y répandent, et avec le degré d'oxygénation pendant la vie. Ce rapport est en outre tout naturel quand on voit la matière colorante du muscle vivant être la même que celle du sang (expériences de Kühne). Pour ce qui est du pigment, sa production me paraît augmenter en général avec le degré de prédominance veineuse.

seront à chair blanche et insipide dans les pays très-chauds. Ces indications de ma théorie sont confirmées par des faits sans nombre. On trouve néanmoins des exceptions : une alimentation insuffisante, l'air très-humide, peuvent augmenter les effets du climat; une alimentation abondante, très-sapide, légèrement astringente, les atténue plus ou moins et peut corriger l'état de choses ordinaire. On le comprend, du reste, des chairs pour ainsi dire desséchées pendant la vie, ne présentant pas ou presque pas de graisse, sont en général filandreuses, plus ou moins coriaces, quand elles proviennent de grands animaux restés bien portants, et une telle constitution se produit d'ordinaire avec facilité dans les régions arides et brûantes (1). Parmi les faits qui viennent à l'appui du principe général, je citerai les suivants :

(1) Les races bovines de la Numidie sont un exemple : bien que, pendant huit mois, elles aient à discrétion des pâturages fertiles et abondants, les grandes chaleurs, la nourriture mauvaise des quatre autres mois (l'herbe des marais) suffisent pour qu'elles restent faibles, de plus petite taille que celles d'Europe et qu'elles soient toujours maigres. Eh bien, ces races bovines maigres ont une chair qui manque de sucs, qui est sèche et coriace (Poiret, *Voyage en Barbarie*, tome I, p. 246).

Quand on met la viande crue dans l'eau froide, qu'on porte ensuite lentement à l'ébullition et qu'on maintient cette température, l'albumine se dissout peu à peu du dehors en dedans, les parties solubles et sapides sortent librement, passent dans le bouillon et laissent une fibre généralement dure et coriace. La viande crue est-elle, au contraire, mise immédiatement dans l'eau bouillante, l'albumine qui en fait partie se coagule de la surface vers l'intérieur avant d'avoir pu sortir ; elle produit ainsi une enveloppe qui empêche le jus de s'écouler et l'eau de pénétrer dans la viande; celle-ci reste non-seulement succulente, mais plus tendre. Considérant ces faits bien connus, considérant en outre que, dans l'état naturel, la chair contient des liquides albuminoïdes, Liebig admet que « la qualité plus ou moins tendre de la viande, bouillie ou rôtie, dépend de la quantité d'albumine qui se trouve déposée dans la fibre musculaire et qui, en se coagulant, empêche celle-ci de se contracter et de durcir (*Lettres sur la chimie*, tome II, pp. 196 et 197). D'après ce qui précède, une telle manière de voir ne serait pas d'une justesse suffisante ; il faudrait, de plus, tenir compte de la graisse et de l'eau plus ou moins abondantes dans les chairs crues, du degré de faisandage, puis de la nature même de la fibre, qui est plus ou moins molle, plus ou moins fine, suivant la taille et le degré de puissance respiratoire.

Les lièvres des pays très-chauds sont inférieurs aux nôtres par
la saveur et la fermeté de leur chair ; souvent elle est blanche
comme celle de nos lapins. Ainsi, en Cochinchine, le lièvre a
une chair peu savoureuse. Le climat de l'île de France la rend
blanche, bien que, dans ce pays, l'espèce ne fasse pas de terrier.
Au sujet des lièvres d'Egypte, le voyageur naturaliste Sonnini
écrit : Ces lièvres des pays très-chauds sont loin d'être aussi
bons à manger que les nôtres. Leur chair est moins ferme et
moins savoureuse que dans le Nord. Elle est aussi *moins noire.*
Elle n'a, pas plus que celle de la plupart des espèces de gibier de
la zone torride, le fumet, qui en fait chez nous le principal mérite.
Voilà peut-être ce qui l'aura fait proscrire en Orient comme malsaine. (*Voy. en Égypte,* tome II, p. 154.)

Dans ces contrées chaudes, dans l'île de Crète, dans l'île de
Ténériffe, etc., la chair préférée est celle du mouton : elle y est
bien plus tendre que dans nos pays. (Ollivier, *Voy. dans l'Empire
ottoman et dans la Perse,* tome I, p. 196.) Dans les contrées plus
chaudes encore, souvent les moutons ne prospèrent plus : tantôt
ils souffrent de la chaleur et deviennent maigres ; tantôt ils
engraissent, mais leur chair est suifeuse et de mauvais goût ;
on lui préfère celle du chevreau ou même de la chèvre. (Durand,
Voy. au Sénégal, pp. 88 et 175). Voici des exemples : les chèvres,
en nombre considérable, et peu différentes de celles d'Europe,
qui habitent la Sénégambie, ont une chair plus tendre et plus
agréable que les nôtres. Aux îles du Cap-Vert, au Pégu, etc., le
chevreau suffisamment âgé est également de qualité supérieure (1).

D'après Sonnini, déjà cité, le veau, qui dans nos climats est un
aliment délicat et sain, offre en Égypte une chair molle, insipide,
peu salubre. J'ai fait, dit-il, la même remarque dans les contrées
de l'Amérique méridionale voisines de la ligne. Les veaux tués à
l'âge auquel on livre les nôtres au boucher n'y seraient pas man-

-----

(1) Sur les deux rives de la Gambie, les chèvres se présentent en immen-
ses troupeaux. Elles sont très-employées dans l'alimentation.

geables, à raison de la fadeur et de la mollesse de leur chair...
La loi des Mahométans leur en interdit l'usage (tom. I, p. 262).
Au Mexique, bien que les bêtes à cornes soient très-communes,
il est défendu de tuer les veaux. Au Brésil, leur chair n'est plus
employée comme aliment. (Beulloch, *le Mexique en* 1823, t. II,
p. 246 ; White, *Voyage à la Nouvelle-Galles du Sud*, p. 52.)

Suivant quelques voyageurs, à Surate, dans les Indes orientales, la chair de la vache elle-même deviendrait insalubre pour
les Européens : elle leur causerait des diarrhées, des vomissements. Cependant, si l'on en juge par ce qui a lieu en Afrique, le
bœuf convenablement nourri, convenablement gras, pourrait
donner une chair de bonne qualité jusque dans les parties les
plus chaudes de la terre, car, au dire de plusieurs voyageurs, la
Sénégambie et la Guinée présentent, en plusieurs de leurs parties, des bêtes bovines dont la chair est tendre et regardée comme
saine. Le médecin Bajon, homme instruit qui avait résidé douze
ans à Cayenne et a laissé de très-intéressants mémoires sur ce
pays, nous montre les savanes de Sinamary, celles de Kourou,
dans la Guyane française, remplies de races bovines dont les
mâles, aussi grands, aussi beaux que ceux qu'on élève en
Europe, « ont une chair très-bonne, très-succulente, qui vaut au
moins celle que l'on mange à Paris. » (*Mémoires sur Cayenne*,
tom. II, p. 10.)

En Égypte, dans le royaume de Siam, dans l'Indoustan, etc.,
on n'opère plus la castration des coqs : leur chair est déjà rendue
assez tendre par le climat. En partie par la même cause, la castration du gros bétail ne s'opère pas en Afrique et se trouve rarement mise en pratique aux Indes orientales. (Laloubère, *Descrip-
tion du royaume de Siam*, t. I, p. 149. Bernier, *Voy. dans les États
du grand Mogol*, t. II, pp. 20 et 21) (1).

A Damiette, les pigeons et les poulets sont un aliment qui relâche facilement le corps. Au Sénégal, la volaille n'est pas suc-

---

(1) Voir mes *Travaux de réforme dans les sciences médicales*, liv. III, p. 66.

culente (1) ; mais ces résultats trop exagérés doivent tenir à des circonstances locales ; car à l'île Anjouan, l'une des Comores, dans le canal de Mozambique, la volaille grasse est tendre, d'un excellent goût, et les bœufs, qui sont de taille moyenne, se distinguent seulement par la tendresse et la délicatesse de leur chair. (Grose, *Voy. aux Indes orientales*, p. 42.)

En général, les huîtres des pays très-chauds ont une chair moins agréable que celles de l'Océan et de la Manche. Souvent elles sont modifiées au point d'être un aliment dangereux pour les Européens.

On ne cherche pas à faire prévoir pourquoi les tortues ont une chair si différente, suivant qu'elles sont terrestres ou aquatiques. Ma théorie nous dit : les tortues terrestres ont une respiration plus puissante que les tortues aquatiques ; elles contiennent sans doute bien moins de fluides ; elles ont par suite, toutes choses égales, une chair plus dure que les dernières, et c'est vrai. Compare-t-on entre elles les tortures terrestres : celles des pays très-chauds devront, toutes choses égales, avoir une chair plus tendre que les autres ; et, en effet, quand elles sont grasses, les tortues des îles Gallapagos, par exemple, ont une chair excellente, ayant la délicatesse de celle du poulet, tandis que la chair des tortues grecques n'est guère bonne qu'à faire du bouillon (2).

---

(1) *Mémoires de l'Institut d'Égypte,* tome II, p. 336. Thèse de M. Émile Chevé, p. 8.

(2) Dans ce qui a été dit concernant la couleur des chairs, j'ai considéré particulièrement les pays habités par la race humaine blanche. Une observation reste à faire au sujet des climats qui rendent, avec le temps, cette race ou noire ou jaunâtre. Le climat des Nègres tend à donner une teinte noirâtre aux fluides, à la peau, aux tissus des mammifères et de ceux des oiseaux domestiques qui se trouvent soumis à son influence. Les pays, souvent élevés et chauds, où la race humaine devient jaunâtre, tendent à donner une teinte jaunâtre aux fluides, à la peau et aux tissus des mêmes animaux.

Ainsi, comme l'a montré Sœmmering, la chair du nègre est d'un rouge tirant sur le brun, et cette couleur brune est encore plus remarquable dans le sang. Les membranes, les tendons, les aponévroses, organes dont le tissu est blanchâtre et brillant chez l'Européen, ont une teinte livide. La cervelle, dans la partie corticale, est noirâtre, au lieu d'être grise ou cendrée, comme chez l'homme blanc. Les corps striés ont aussi cette teinte (Meckel, *Mémoires de l'Académie de Berlin,* tome XIII, p. 69, année 1757).

On n'a pas compris pourquoi la castration et l'engraissement rendent les chairs plus tendres : ce résultat est l'une des conséquences de mes théories ; car l'engraissement et, suivant toute probabilité, la castration diminuent d'une façon marquée la puissance respiratoire (Voir mes *Travaux de réforme dans les sciences médicales et naturelles,* livre I, p. 106).

La considération du degré d'oxygénation viendrait expliquer

Dans l'espèce galline, la race désignée par Buffon sous le nom de *coq nègre ou de Mozambique,* qui vit à l'état sauvage dans les Indes orientales, qui est en domesticité chez les Mahrattes, à Java, aux Philippines, à l'île de France, à Madagascar, à Bogota, etc., a l'épiderme, la crête, les caroncules, le périoste, les grandes membranes, les gaînes des muscles de couleur noire. Sa chair même, au moins quand elle est cuite, paraît offrir une teinte noirâtre dans les pays extrêmement chauds ; mais, aux Indes, cette chair, au rapport du colonel Sikes, reste blanche comme dans nos pays et présente d'ailleurs un bon goût. Si l'on en croit Becmann, plusieurs oiseaux domestiques auraient la peau et le périoste noirs dans certains pays nègres, car il aurait observé ce fait à San-Iago, l'une des îles du Cap-Vert, c'est-à-dire dans le voisinage des parties chaudes de l'Afrique.

Le fait se présente parfois chez les poules de nos pays : sur une couvée de douze œufs, dont six étaient le produit d'une poule cochinchinoise, on a trouvé à Libourne six petits offrant le périoste et la trachée artère de couleur noire, tandis que les os restaient blancs. La chair de la seule de ces poules qui ait été tuée s'est trouvée noirâtre et de mauvais goût. Le père de toutes était un coq de l'espèce commune (observation de M. le Dr Miche, communiquée à l'Académie des sciences de Paris, en 1862 (*Comptes rendus,* tome LV, p. 790).

Outre les chèvres communes, les bords du fleuve Sénégal nourrissent une espèce dont la chair est très-estimée des nègres : elle est *à peau noire* et unie. Vers les mêmes régions, on trouve une sorte d'outarde offrant des ressemblances avec l'autruche, et nommée *autruche volante* par les Français du pays : sa chair est généralement blanche, mais celle des jambes serait tout à fait noire, et le tout serait très-tendre, très-délicat (Walckenaer, collection des *Voyages en Afrique,* t. IV, pp. 371 et 378).

D'ordinaire, néanmoins, dans les pays à race humaine nègre, la chair des animaux domestiques me semble arriver bien plus généralement à la couleur blanche qu'à la couleur noirâtre.

En ce qui concerne les pays élevés et chauds, où l'espèce humaine est jaunâtre, je puis citer le fait suivant : la race galline cochinchinoise à soies fauves, noires et rouges, qui paraît être la souche des autres races gallines du même pays, a les fluides, la peau, les pattes, la crête et sans doute d'autres tissus marqués d'une teinte jaunâtre (M. Letrone, *Bulletin de la Société d'acclimatation,* tome VI, p. 458).

encore et permettre de prévoir les *influences exercées sur la qualité des chairs par les sexes,* par les milieux, et, chez les poissons, *par la présence ou l'absence d'écailles.* Tout concourt à le faire voir : dans chaque espèce, la puissance respiratoire des femelles est inférieure à celle des mâles ; et, conformément au principe, la chair des femelles est plus tendre que celle des mâles. Comme exemple de l'influence des milieux, je me borne, quant à présent, à rappeler les faits de Rondelet, cités plus haut. Dans la classe des poissons, les écailles, leur grand développement, manifestent, toutes choses égales, une puissance respiratoire supérieure ; et l'observation l'a montré : les poissons couverts d'écailles ont une chair moins gélatineuse, plus sèche, plus faite, plus saine que les poissons sans écailles.

Ce qui précède me paraît aussi conduire à la création d'un nouvel art : il aurait pour but de transformer en bons aliments quantité de chairs qui maintenant ne sont pas mises en usage parce qu'elles sont trop dures, trop peu succulentes, d'une saveur trop peu agréable. Avant d'être sacrifiés, les animaux qui les donnent seraient soumis pendant quelque temps à une préparation convenable. Par une diminution dans la richesse de l'air inspiré ou mieux de l'hématose (1), par une atmosphère humide, par l'engraissement, au besoin par la castration, on chercherait à obtenir l'attendrissement des chairs. A ces moyens l'on viendrait en aide et l'on améliorerait la saveur, en substituant, autant que possible, le régime végétal au régime animal, et ajoutant des principes aromatiques.

Après la mort des animaux, on continuerait l'amélioration par un faisandage modéré (2), par la désincrustation et le ramollisse-

(1) La liste de mes modérateurs de la combustion vitale fournirait des agents qui semblent très-propres à facilement donner ce résultat.

(2) Après la mort, sans avoir besoin d'une intervention de l'oxygène *extérieur,* le plasma musculaire s'altère promptement et donne naissance à de l'acide lactique. On admet que c'est cet acide qui, dissolvant peu à peu le tissu conjonctif interfibrillaire, cause dans la viande le ramollissement ou *attendrissement* progressif alors produit.

ment au moyen d'un acide acétique, lactique, chlorhydrique, par le battage des chairs avant de les faire cuire, par leur cuisson sous une pression supérieure à la pression ordinaire, etc.

Un autre but du nouvel art consisterait à transformer les chairs trop molles, trop fades, parfois dangereuses, des pays extrêmement chauds. Il procéderait en rendant l'atmosphère plus riche en oxygène, plus sèche; il seconderait ces moyens par une alimentation meilleure, plus aromatique, parfois légèrement astringente, tendant à augmenter dans l'économie les matières ferrugineuses et au besoin celles qui servent à l'incrustation naturelle.

Par quelle voie l'introduction de matières putrides dans l'économie vivante y peut entraîner la putridité des humeurs.—La voie nouvelle, plusieurs fois indirectement signalée par ce qui précède, est la forte diminution d'hématose qu'elles sont capables d'y produire; car, d'après ce qu'on a vu, cette forte diminution prépare à la putridité les solides et les liquides de l'économie vivante, elle la détermine quand l'action est suffisante, et les matières altérées secondairement deviennent à leur tour les agents d'une altération analogue à celle qu'elles ont subie.

Comment les maladies putrides peuvent naître dans l'économie sans cause directe de putridité venant de l'extérieur. — Quantité de causes intérieures disposent à la putréfaction les solides et les liquides de l'économie; quantité de causes intérieures, par conséquent, doivent agir dans la production des maladies à la manière des agents directement putrides. Ainsi, les circonstances asphyxiantes, les causes morales déprimantes, etc., disposant à la putréfaction, ne doivent pas se borner à convertir les chairs, et surtout le sang et les fluides sécrétés, en aliments plus ou moins dangereux pour les autres animaux, et à produire d'abord ce résultat dans celles des régions profondes qui éprouvent avec le plus d'intensité l'abaissement des propriétés vitales, qui reçoivent avec le plus de facilité les infiltrations, les émanations des parties altérées, celles du tube intestinal, et sont placées le plus favorablement pour la conservation de la chaleur naturelle; elles doivent encore se montrer propres à engendrer des maladies putrides chez l'animal qui a été le siége de leur action. Il est donc tout simple que les praticiens aient souvent vu la grande dépression physique et morale modifier les solides et les fluides de l'économie, de façon à causer des dysentéries, la peste, des épidémies de fièvres typhoïdes, le typhus (1), etc. ; les marches forcées donner naissance à la fièvre typhoïde, à la morve, aux maladies charbonneuses (Paulet, *Épizooties,* tom. II, pp. 228 et 240) ; l'air très-humide, surtout quand il se joint au froid, aux aliments de mauvaise nature ou très-insuffisants, à la nourriture exclusivement animale, aux boissons trop pauvres en oxygène dissous, à l'encombrement, en général causes de diminution dans la puissance respiratoire, faire développer le scorbut, cette maladie si évidemment putride, et un tel résultat être favorisé par le chagrin, par la douleur, par la faiblesse primitive de la constitution, par le défaut d'exercice, puisque tout cela concourt à la diminution de la même puissance (2).

Il est tout simple que le vent violent d'Afrique nommé *kamsin* ou *semoun,* formant une atmosphère asphyxiante, puisse causer un malaise général, la céphalalgie, une prostration considérable, la dysentérie aiguë et aggraver un grand nombre de maladies.

Il est tout simple que, comme on l'a observé, la douleur puisse

(1) Dans les pays qui sont envahis par la fièvre jaune, par la dysentérie, la peste, le choléra, en un mot par une maladie à levain putride, et où d'ordinaire les constitutions se trouvent modifiées dans le sens de la maladie régnante, il suffit souvent, on le sait, qu'un individu subisse une dépression forte et rapide dans les propriétés vitales, pour que chez lui ne tardent pas à se manifester les symptômes du mal qui afflige les populations. Voici un fait probablement emprunté à Diemerbroeck : « Une fille de vingt ans, en apparence bien portante, voit un jeune homme frappé de la peste, et, dans les transports d'une frénésie violente, pousse des cris horribles : elle est aussitôt frappée de cette maladie. »

(2) Si les causes du scorbut ont le mode d'action qui vient de leur être attribué, ne serait-il pas rationnel de faire intervenir dans le traitement : à l'extérieur, les absorbants de l'eau atmosphérique et l'aération ; à l'intérieur, l'oxygène et les oxygénants ?

faire sécréter à la rainette un venin comparable à celui du serpent à sonnettes.

D'une part, quand elles pénètrent dans l'économie, les matières ou putrides ou très-rapprochées de la putréfaction sont très-propres à causer des érysipèles, des éruptions miliaires ou pétéchiales, des furoncles, des phlegmons, des anthrax, la gangrène, le tétanos; d'autre part, suivant ma théorie, la diminution rapide et suffisante dans l'hématose peut entraîner l'amertume de la bouche, le dégoût, des diarrhées, des vomissements, une sécrétion de bile plus abondante : il n'y a donc plus lieu d'être surpris que la crainte, la frayeur, la terreur, les émotions tristes et violentes ou prolongées, déterminent quelquefois des vomissements bilieux, une diarrhée bilieuse, la jaunisse, l'érysipèle, la miliaire, des pétéchies, des furoncles, des phlegmons, des anthrax, la gangrène, et qu'une grande colère puisse, dans certains cas, amener le même résultat (1). (Voir mes *Travaux de réforme dans les sciences médicales et naturelles,* livre III.)

Sous l'influence d'une nourriture très-insuffisante et de mauvaise nature, les chairs et les humeurs peuvent s'altérer, beaucoup se rapprocher de la putréfaction et même l'atteindre : sous de telles influences aussi, comme on le sait, les maladies pu-

(1) Les observations et les recherches de Baglivi, concernant l'influence exercée par les tremblements de terre sur l'économie animale, l'avaient conduit à écrire ce qui suit : « Post terræ motus, eâdem causâ, frequenter succedunt pestilentiæ, vel morbi graves et epidemici, imô nova et inaudita morborum genera, mulieres innumeræ abortum passæ sunt. »

Mon ancien élève, feu le Dr Dutrouleau, avait vu les désastres causés par le violent tremblement de terre qui, le 8 février 1843, détruisit la majeure partie de la Pointe-à-Pitre, à la Guadeloupe, et fit dans cette ville quantité de victimes. Il avait soigné un grand nombre de personnes blessées dans ce terrible événement et dans l'incendie qui le suivit. Il fut frappé de ces faits : « La gangrène est venue compliquer presque toutes les plaies. » Souvent on eut à combattre le tétanos, et, peu de temps après cette catastrophe, parut la fièvre jaune.

Chacun le sait, d'ailleurs, à la suite des grandes calamités publiques, il se trouve fréquemment un choléra tout prêt à sévir sur les populations abattues qui les ont supportées, et de savants docteurs assez habiles pour faire croire aux gouvernements qu'il est accidentellement venu des Indes.

trides et contagieuses peuvent se manifester. C'est ainsi que, d'après plusieurs observations, la misère, la famine, les grandes inquiétudes ont pu, à la manière des substances putrides, causer la peste elle-même dans les pays très-chauds et insalubres (Pariset, *Mémoire sur la peste,* pp. 124 et 168, etc.).

En tout climat, l'insuffisance et la mauvaise nature des aliments sont capables de faire naître la morve et le farcin chez l'animal dégénéré. En tout climat, des aliments variés, riches, abondants, ont souvent fait disparaître ces maladies. (M. Hamont, *Lancette française* de 1842, p. 11.)

De même, l'observation a conduit à le reconnaître, mais aussi sans l'expliquer : chez les animaux de la race bovine des steppes de la Hongrie et de la Russie méridionale, ou race grise, qui a le privilége de pouvoir être atteinte spontanément du typhus contagieux (peste bovine), les circonstances les plus favorables à l'apparition de cette maladie sont l'alimentation insuffisante ou de mauvaise nature, la fatigue, les marches forcées, l'agglomération, toutes causes qui se présentent surtout quand ces animaux suivent les armées, à l'alimentation desquelles ils sont destinés.

Si des troubles dans la nutrition et la respiration sont propres, chez les animaux, à entraîner parfois, dans les solides et les liquides, des altérations suffisantes pour disposer fortement à la putréfaction et faire naître des maladies putrides, l'analogie porte à croire qu'il en peut être de même chez les végétaux, puisque ma théorie sur la respiration de ces derniers présente le degré d'oxygénation comme jouant un rôle, à beaucoup d'égards, analogue dans les deux classes d'êtres organisés. D'après ces considérations, la maladie putride des pommes de terre pourrait donc fort bien dépendre de grands troubles dans la nutrition et la respiration ; les parasites seraient alors des résultats au lieu d'être des cause premières ; il y aurait lieu d'étudier à ce point de vue les causes de la maladie ainsi que les moyens d'empêcher son développement ; la même manière de voir s'appliquerait probablement à diverses maladies qui se montrent dans la vigne, dans les vers à soie, etc., et qu'on attribue à des insectes.

Par leur passage à l'intérieur, les matières putrides ou convenablement disposées à la putréfaction sont, comme il vient d'être dit, très-propres à causer des érysipèles, des furoncles, des phlegmons ; à son tour, l'usage habituel de mauvais aliments devait, en conséquence, pouvoir déterminer les mêmes maladies, et c'est ce que l'observation a montré.

Suivant ma théorie, les purgatifs agissent d'ordinaire en diminuant l'hématose, et les diminutions d'hématose suffisamment prononcées, suffisamment soutenues, peuvent disposer à l'altération capable d'entraîner la production des maladies qui viennent d'être en dernier lieu signalées ; on semble donc apercevoir pourquoi l'administration répétée des purgatifs, soit végétaux, soit des métaux alcalins, est susceptible de favoriser la naissance d'érysipèles.

D'une manière générale, comme le montrent l'infection purulente et d'autres maladies, la pénétration à l'intérieur de matières putrides peut susciter des abcès multiples, et sans doute les vices scrofuleux et syphilitique abaissent les propriétés vitales au point de disposer plus ou moins à la putréfaction : on s'explique, dès lors, pourquoi les enfants qui ont pris le lait de femmes attaquées de fièvres puerpérales ou qui ont habité avec elles, ceux qui sont atteints d'une syphilis constitutionnelle héréditaire, ont un organisme favorisant la naissance d'abcès sous-cutanés multiples, et l'on voit quelles circonstances peuvent en activer et quelles peuvent en entraver le développement.

Non-seulement par le passage des pays froids ou tempérés dans les pays extrêmement chauds, et surtout chauds et humides, les animaux éprouvent une grande diminution dans leur puissance respiratoire ; non-seulement leur digestion, leur nutrition s'altèrent ; non-seulement les solides et en particulier les humeurs se modifient dans le sens d'un tel abaissement, c'est-à-dire de manière à s'incliner vers la putréfaction ; non-seulement, d'après ce qu'on a vu, ces humeurs, avant d'arriver à l'altération putride confirmée, peuvent subir des modifications qui les rendent nuisibles pour les animaux des classes supérieures, mais c'est principalement dans ces pays que des miasmes altérés, infectant l'air, peuvent ajouter leur action à celle des causes intérieures. On n'a donc plus lieu d'être surpris de voir ces climats disposer les Européens à la dysentérie, à la fièvre jaune, aux maladies putrides, spécialement quand ils sont aidés par le régime carnivore, par les chagrins, par les inquiétudes, par la fatigue, qui apportent les mêmes prédispositions, et par un tempérament sanguin, qui vient augmenter dans l'économie la proportion de l'une des matières les plus altérables. On n'a pas lieu d'être surpris non plus que, comme il me l'avait paru dans un autre travail, l'emploi intérieur des antiputrides par combinaison puisse être utile pour prévenir ces maladies.

Dans ces pays très-chauds, où la tendance à la putréfaction est si grande, et où le principal soin de l'art, en ce qui concerne les plaies et les ulcères, paraît consister à les tenir à l'abri de ses atteintes, il semble donc en général convenable de soumettre au régime végétal et les personnes qui en sont affligées, et celles qui ont des maladies soit plus ou moins putrides, soit disposant à l'altération putride des humeurs. De fait, le judicieux médecin Bajon, déjà cité, après avoir, pendant douze ans, exercé son art à Cayenne, avait été conduit, par l'observation, à reconnaître que d'ordinaire, dans ce pays. l'usage abondant des substances animales est contraire à la guérison des plaies (1); qu'on doit employer peu de viande dans l'alimentation pendant la période où s'effectue l'acclimatement, et toujours adjoindre des substances végétales aux matières animales dont on y fait usage; qu'en-

(1) Dans les parties très-chaudes des Indes et même de la Chine, les médecins du pays ne prescrivent jamais à leurs malades ni viande, ni bouillon de viande, et ils guérissent en général avec promptitude, chez leurs nationaux, les blessures les plus terribles (Charpentier Cossigny, *Voy. à Canton,* p. 331).

fin il faut avoir grand soin d'interdire toute nourriture provenant du règne animal aux malades gravement atteints de fièvre d'acclimatement. (*Mémoires sur Cayenne,* tome II, p. 56, et tome I, pp. 15 et 55.)

L'un des moyens par lesquels la grande fatigue et les causes morales fortement déprimantes peuvent causer une mort rapide. — Pour quantité de cas où l'on n'a pas su pourquoi une fatigue excessive, une violente colère, une douleur poignante ont pu causer une mort rapide, mes principes donnent une explication générale, car ils présentent ces divers états comme propres à transformer le sang en un fluide rapidement toxique. (Voir l'influence de la colère.)

Cause et traitement de la rage. — D'après les influences exercées par la douleur, par la frayeur, par les chagrins violents, la colère, les marches forcées sur la production de la rage, cette maladie me paraît aussi correspondre à l'une des altérations du sang entraînées par une forte et rapide diminution dans les propriétés vitales (1), mais primitivement élevées à un degré suffisant par une puisssnce respiratoire suffisante. S'il y avait à empêcher une telle altération, n'aurais-je pas eu grandement raison, dans un autre travail (Mémoire de 1851), de regarder cette maladie comme l'une de celles qui, très-probablement, peuvent être prévenues par les traitements mercuriel, arsénical, etc., mis en usage d'une manière soutenue, soit dès qu'une personne ou une bête a été contaminée par le virus d'un animal enragé, soit

---

(1) Aux faits précédents, qui montrent que la rage peut résulter d'une certaine altération des humeurs, il serait facile d'en ajouter d'autres analogues : Suivant la chronique de Godefroy, des poissons trouvés morts dans un lac, et employés comme aliments, firent naître, en 1655, une maladie pestilentielle qui causa une grande mortalité dans l'espèce humaine. Des cadavres furent laissés sans sépulture, et, parmi les animaux qui en mangèrent, quantité furent atteints de la rage. Gensel rapporte un fait du même ordre : pendant l'année 17. , en Basse-Hongrie, des chiens furent aussi atteints de rage pour s'être nourris d'animaux qui avaient succombé dans une maladie épidémique très-meurtrière (*Constitutio epidemica Hungariæ inferioris*).

pour empêcher son développement spontané chez le chien, dans les conditions où il s'y trouve le plus exposé (1)?

La considération de la nécessité d'une puissance respiratoire élevée, pour que la rage puisse naître spontanément, conduit de son côté au traitement préventif qui précède. En effet, cette maladie devient très-rare, souvent elle n'apparaît plus dans les constitutions des pays très-chauds où la puissance respiratoire est beaucoup réduite : n'est-il donc pas à croire que, chez les constitutions de nos pays où se trouverait établie une puissance respiratoire analogue, elle cesserait aussi de naître spontanément, et même de pouvoir être développée par la présence du virus introduit dans l'économie? Or, ce résultat est précisément celui qui peut être obtenu sans danger par une alimentation arsenicale dirigée convenablement, et, en général, par quantité des nombreux agents que mes théories montrent propres à modérer les combustions respiratoires. (Voir, au livre III de mes *Travaux de réforme dans les sciences médicales et naturelles,* le mémoire commençant à la page 17.) Je reviendrai sur cet important sujet ; toutefois, je ne veux pas l'abandonner aujourd'hui sans rappeler un fait qui me semble plein d'intérêt.

En exigeant dans les constitutions une grande puissance respiratoire pour y naître et se développer, la rage ne se comporte pas d'une manière spéciale qui doive exciter l'étonnement : elle agit précisément comme la fièvre jaune. Car, je crois l'avoir fait voir ailleurs (2), cette dernière maladie, considérée dans les épidémies ordinaires, cesse pareillement d'atteindre les constitutions dont la puissance respiratoire est suffisamment abaissée. Ce qui vient d'être dit sur le traitement de la rage s'applique dès lors parfaitement à la fièvre jaune, c'est-à-dire que, pour procurer l'immunité aux Européens qui vont dans les pays où sévit la dernière de ces

___

(1) Je ne veux pas dire, bien entendu, qu'il y ait à négliger la cautérisation des plaies ; je la recommanderais, au contraire, si chacun ne sentait pas qu'il est de la plus grande importance de détruire autant que possible le virus avant son absorption.

(2) Voir p. 137, et *Revue médicale* du 28 décembre 1874.

maladies, il semble rationnel de modérer chez eux l'énergie des combustions, au point d'obtenir par l'art l'abaissement des propriétés vitales particulier aux peuples et aux individus qui jouissent naturellement de cette immunité. Et comme, ainsi qu'il a été dit, les antiputrides par combinaison peuvent déterminer ce résultat ; comme, parmi eux, les arsenicaux offrent un emploi qu'on sait diriger sans avoir à craindre de compromettre ni la vie ni la santé ; comme, en outre, les antiputrides de cette classe doivent à leur pouvoir modérateur des combustions et de la vie l'avantage de prévenir quantité de fermentations et de neutraliser directement les miasmes, qui alors sont les analogues du virus de la rage, l'usage de tels antiputrides me paraît tout à fait indiqué, de nature à faire concevoir de grandes espérances et mériter que, dans leur intérêt, dans celui de leurs sujets, les gouvernements des régions tempérées de l'Europe, et surtout de celles qui sont froides, veuillent prendre la peine de s'en occuper sérieusement. Jusqu'ici, la mise en pratique a d'ailleurs été encourageante : mon ancien élève, M. le docteur Victor Perez, des Canaries, a continué avec succès les expériences à cet égard dont il est question au livre III de mes *Travaux de réforme* (p. 33). La facilité avec laquelle des individus préparés par ce médecin ont traversé des épidémies a vivement excité l'attention des praticiens de la Havane : ils ont voulu connaître d'où pouvait venir une immunité aussi singulière et ont appris avec grande surprise ce qui avait eu lieu.

En définitive, si je suis dans le vrai quant à ces dernières maladies, on aurait grand espoir de pouvoir souvent prévenir et la rage et la fièvre jaune. L'analogie porte à croire qu'il en serait de même pour les maladies syphilitiques, etc. ; l'hygiène, dès lors, si longtemps maintenue dans la routine des petites choses, entrerait enfin dans des voies nouvelles qui la conduiraient à devenir l'une des parties les plus importantes des sciences médicales.

Vues nouvelles sur les causes et le traitement de l'épilepsie. — Plusieurs des faits exposés dans le précédent Mémoire, concernant l'influence de l'hématose sur la disposition des solides et des liquides à la putréfaction, nous présentent les convulsions, les accès épileptiques comme susceptibles d'être entraînés par l'altération des humeurs que peut causer une forte et rapide diminution dans l'hématose (1).

Ce résultat me paraît de grande importance. Il explique :

1° Pourquoi la colère et les émotions morales, très-déprimantes, surtout la frayeur, la douleur, les pensées fortement attristantes, peuvent être capables de faire naître l'épilepsie chez des sujets qui ne l'avaient pas eue, et, par suite, d'en provoquer les accès chez ceux qui avaient déjà subi les atteintes de cette maladie ;

2° Pourquoi les accès d'épilepsie eux-mêmes, pouvant causer une diminution d'hématose très-prononcée, souvent considérable, produisent ce dernier effet avec d'autant plus d'énergie qu'ils offrent plus de fréquence et d'intensité.

Il nous fait prévoir que les mêmes phénomènes peuvent être déterminés par un déploiement de force physique trop grand ou trop prolongé, par les excès vénériens, par la fatigue intellectuelle, par les émanations putrides, par l'air très-impur, par l'alimentation mauvaise ou très-insuffisante, par les mauvaises digestions, par les entozoaires, par les maladies qui amènent une altération du sang de nature à le disposer à la putréfaction, etc.

Il nous montre l'une des causes pour lesquelles les agents que l'observation a fait reconnaître utiles dans le traitement appartiennent si souvent à la classe des antiputrides, c'est-à-dire à la classe des agents qui s'opposent à l'altération putride des humeurs, et il nous dirige dans l'emploi rationnel de ces agents.

Il nous indique que, dans le traitement des accès éloignés, il importe d'éviter, au besoin de supprimer toutes les causes, soit intérieures, soit extérieures, précédemment signalées et leurs

(1) Aux faits cités, il aurait été facile d'en ajouter d'autres : il en est, on le sait, qui tendent à prouver que la frayeur inspirée à une femme enceinte est une cause fréquente de l'épilepsie de naissance chez son enfant. La morsure des serpents les plus venimeux, comme le serpent à sonnettes, détermine de fortes convulsions. On connaît l'influence de la grossesse sur l'espèce d'épilepsie nommée éclampsie, etc.

analogues ; d'agir au contraire, en sens inverse sur la constitution ; partant, de ne pas négliger l'emploi d'un exercice modéré
dans un air salubre, d'une bonne alimentation, celui des oxygénants en général, d'apporter des distractions agréables et doucés.

On le voit enfin, les mêmes applications se présentent pour les
convulsions et l'éclampsie.

Quant au traitement des accès eux-mêmes, il me paraît consister à prévenir l'influence de l'*aura*, quand il en existe un, et,
comme je l'ai dit dans ma brochure sur l'éclampsie, à donner les
anesthésiques à haute dose, car, quelle que soit l'altération du
sang, un accès est impossible quand le système nerveux est pa-
ralysé.

LETTRE A M. SALES-GIRONS SUR LES CAUSES DU POUVOIR ANESTHÉ-
SIQUE EXERCÉ PAR LE PROTOXYDE D'AZOTE (OXYDE NITREUX,
OXYDE NITREUX DÉPHLOGISTIQUÉ, OXYDULE D'AZOTE, GAZ HILA-
RIANT (1).

Cher Monsieur,

En 1873, vous avez exposé dans la *Revue médicale* (t. II, p. 239)
la manière dont le Dr Barken explique le pouvoir anesthésique
du protoxyde d'azote. Suivant lui, tandis que l'éther et le chloroforme agiraient comme sédatifs du système nerveux, il agirait
en stimulant l'organisme, et la trop grande stimulation pourrait,
comme la trop grande sédation, conduire à l'insensibilité totale.

Votre intelligence, cher Monsieur, ne put accepter une explication de cette nature ; vous avez regretté que M. Préterre, qui avait
publié le travail de M. Barken, l'eût donné sans commentaire ni
critique, et vous m'avez alors fait l'honneur de m'inviter à vous
donner mon opinion. Des travaux qui exigeaient tous mes soins
m'empêchèrent, dans le temps, de me livrer à cette étude. Je l'a-
vais oubliée, lorsque, récemment, la note de M. Barken étant tom-
bée sous mes yeux, j'ai écrit l'interprétation autrefois demandée.

Comme à vous, l'explication de ce médecin m'a paru tout à
fait erronée, et j'ai substitué celle-ci :

(1) Cette lettre a été insérée dans la *Revue médicale* du 22 janvier 1877.

Les chimistes le savent : le protoxyde d'azote a son oxygène si faiblement fixé que, surtout à chaud, il l'abandonne à une multitude de corps pour ainsi dire comme s'il n'était pas en combinaison. Voilà pourquoi, à la manière de l'oxygène, il entretient mieux que l'air atmosphérique la combustion des corps; voilà pourquoi il rallume les allumettes et quantité de substances organiques offrant quelques points en ignition ; voilà pourquoi, à la manière de l'oxygène, il commence par entretenir et par stimuler la respiration des animaux. Mais chez eux, et spécialement chez ceux dont la respiration est puissante, l'action ne peut longtemps durer. Pourquoi? Contenant beaucoup plus d'oxygène que l'air sous le même volume (1), il peut faire naître beaucoup plus d'acide carbonique que n'en fournirait dans le même temps la respiration de l'air ordinaire. Sous son influence, par conséquent, le sang tend à se saturer de deux gaz asphyxiants simplement interposés : l'acide carbonique produit et l'azote résultant de la décomposition. Or, quand une substance gazeuse se trouve simplement interposée dans un liquide, elle s'oppose plus ou moins à la pénétration des autres gaz propres à s'y introduire sans contracter combinaison chimique. L'action d'abord respiratoire et même stimulante du protoxyde d'azote doit donc promptement diminuer, devenir insuffisante et se trouver remplacée par une action asphyxiante (2). Aussi la couleur noire et livide des lèvres

(1) Sur cent parties, le protoxyde d'azote contient en azote: 63 67.... 2 vol.
En oxygène: 36 33.... 1 vol.

(2) Lors de sa découverte, le gaz protoxyde d'azote fut appelé *gaz hilariant*, parce que, respiré, il produisait une ivresse gaie qui faisait naître des sensations agréables. Ce résultat paraît n'être pas constant, mais ce qui est certain c'est que, quand il est parfaitement pur, il peut servir pendant quelque temps à la respiration. Or, comment concevoir une telle faculté si l'on n'admet pas la décomposition de ce gaz dans l'économie animale ? Cette décomposition à une température de 40° environ est pourtant extraordinaire. Elle contraste, en outre, avec le fait suivant, observé par Vogel fils : ce même gaz n'est pas décomposé par les parties vertes des végétaux, malgré l'action de la lumière solaire.

En employant une pression supérieure à celle de l'atmosphère pour faire inspirer le protoxyde d'azote mélangé à de l'oxygène, un ingénieux expérimentateur, M. P. Bert, a depuis vaincu jusqu'à un certain point la difficulté dont il est question. Son mélange, composé de 81 parties de protoxyde d'apendant l'anesthésie produite indique-t-elle un état asphyxique, et les animaux supérieurs tués par ce gaz offrent-ils un sang qui présente la couleur noire ordinairement caractéristique de la mort par asphyxie.

En un mot, si je ne m'abuse, l'excitation au début, la composition du gaz protoxyde d'azote, l'entretien de la vie pendant plusieurs heures chez quelques espèces d'animaux, montrent l'intervention de l'oxygène, par suite, la décomposition du gaz protoxyde d'azote dans l'économie animale; les effets bientôt calmants, puis anesthésiques, puis toxiques, manifestent la diminution et l'insuffisance de la décomposition; enfin, la couleur du sang montre aux yeux cette insuffisance, car ce fluide devient noir, tandis que le gaz protoxyde d'azote commence par lui donner une couleur purpurine (Berzélius).

Voilà, cher Monsieur, la réponse que je puis faire à votre bienveillante demande.

Premier règlement de compte avec M. Paul Bert. — Dans la note précédente, je me suis plu à rendre justice à M. Bert. Maintenant, je dois éclairer le public sur ses persévérantes manœuvres.

M. Paul Bert, élève particulier de Claude Bernard, auquel il doit sa position scientifique, cherche par tous les moyens à grandir un maître dont l'amitié et les éloges le grandissent lui-même d'autant plus qu'ils semblent partir de plus haut. A la manière de ce maître, il se montre grand admirateur de plusieurs des doctrines qui me sont dues, mais à la condition que l'admiration sera profitable à d'autres et surtout au maître.

Quand Bernard m'empruntait, ce qui arrivait souvent (1), il ne

---

zote et de 15 parties d'oxygène, gonfle une poche introduite avec le patient et l'opérateur sous une grande cloche métallique dont l'atmosphère est maintenue à une pression de 15 à 20 centimètres de mercure. Contenue dans l'atmosphère comprimée de la cloche, la poche est naturellement comprimée et une muselière sert à faire pénétrer son mélange dans les voies respiratoires. Dans ces conditions, l'anesthésie s'opère longtemps sans que l'oxygène puisse manquer. On peut la continuer sans inconvénient pendant 10 à 15 minutes.

(1) Voir mon livre des *Revendications*.

disait pas en général nettement que la chose admirée et convoitée était à lui, il se bornait d'ordinaire à manœuvrer de façon que : d'un côté les élèves et les étrangers, d'autre côté les professeurs et les journalistes français complaisants pussent la lui attribuer. M. Bert va plus rondement.

A une époque où il ne connaissait pas encore le but que son maître voulait atteindre, il a aidé de tout son pouvoir à faire attribuer ma théorie respiratoire à Garreau et à Dutrochet (Voir mon livre des *Revendications*). Quand Bernard, ne pouvant tirer de l'ensemble de ses connaissances des sujets de nouvelles expériences dignes d'intérêt, fut tout à fait réduit à soutenir sa réputation à mes dépens, c'est-à-dire à présenter comme pouvant être à lui ma nouvelle théorie respiratoire des végétaux, mon anesthésie des êtres organisés des deux règnes, ma doctrine de l'hibernation dans les deux règnes, etc.; à joindre des expériences banales et à offrir le tout sous le titre de : Théorie de l'unité vitale dans les deux règnes, ou sous celui de : *Phénomènes de la vie communs aux animaux et aux végétaux*, il trouva dans M. Paul Bert un homme qui sonna vigoureusement la trompette pour tout attribuer à son maître ; faire admirer son génie créateur toujours plein de vie et prôner « la grande bonne foi » de ce maître (Voir la *Science expérimentale* de Bernard (p. 32), alors qu'il m'empruntait, sans citation, la moitié environ des doctrines de son volume sur les *Phénomènes de la vie communs aux animaux et aux végétaux*. (Voir dans mes *Travaux de réforme* le livre Ier et celui des *Revendications*, puis ma brochure sur le *Rôle de l'oxygène dans la respiration et la vie des végétaux*.)

En réalité, le Claude Bernard de M. Bert n'a jamais existé. A ce Claude Bernard de convention qu'on retire : d'une part, ce qui appartient à ses collaborateurs, à ses préparateurs (1), aux inventeurs dépouillés sans citation ; d'autre part, les choses évidemment erronées, quoique très-vantées par M. Bert, il restera un

---

(1) Ses collaborateurs et ses préparateurs lui ont fait des travaux de chimie qu'il aurait été parfaitement incapable d'exécuter.

Claude Bernard très-différent, expérimentateur qui, ayant appris son état sous un maître habile, était lui-même habile sur la physiologie expérimentale proprement dite, mais d'un jugement qui, pour ne pas souvent errer, exigeait une autorité inspirant confiance ; d'une originalité à peu près nulle et d'une probité scientifique très-propre à caractériser l'époque actuelle. Quant aux qualités de l'écrivain, on les connaît fort peu chez Claude Bernard, puisqu'il ne savait pas professer et qu'il a presque toujours employé, pour ses ouvrages, un rédacteur ou un collaborateur joignant à l'art d'écrire une instruction étendue dans les sciences médicales

L'entrée à l'Académie des sciences de Paris exige des agissements pour la récolte de voix nombreuses et la coterie de M. Pasteur est puissante dans cette société. Eh bien, M. Paul Bert est venu, devant la Chambre des députés, glorifier M. Pasteur aux dépens d'Appert, qui, bien antérieurement, avait fait connaître le procédé de conservation des vins par la chaleur. Il a présenté comme une théorie fausse, la théorie de Gay-Lussac sur le procédé Appert, et vanté, comme faisant le plus grand honneur à la nation française, les doctrines souvent ignorantes de M. Pasteur sur les fermentations.

A ce qui précède, si l'on ajoute que les mauvais conseils dudit M. Paul Bert ont très-probablement coûté la vie à deux aéronautes très-distingués, ne sera-t-on pas en droit de demander si une telle conduite est bien digne d'un député français, professeur de physiologie à la Faculté des sciences de Paris ; si un fonctionnaire aussi élevé n'est pas tenu à plus de considération pour les véritables inventeurs ; à moins d'admiration et de complaisance pour les faux inventeurs qui les exploitent ; à plus de respect pour la vérité ; à montrer plus de savoir ou plus de loyauté concernant les questions de priorité relatives aux grandes inventions de notre époque ; à mettre enfin plus de circonspection pour ne pas compromettre par de fausses doctrines la corporation éminente à laquelle il appartient ; par de fausses assertions, l'honneur et les intérêts du pays ?